儿科临床诊疗实践

潘艳艳　编著

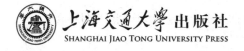

上海交通大学出版社
SHANGHAI JIAO TONG UNIVERSITY PRESS

内容提要

本书全面介绍了儿科常见、多发疾病，从病因、发病机制、诊断方法、鉴别诊断、临床表现、治疗方式、预防、预后等方面进行了论述。本书首先重点阐述了儿科肾脏和风湿免疫疾病，如肾小球肾炎、肾病综合征、幼年特发性关节炎、过敏性紫癜等；然后简明扼要介绍了急性上呼吸道感染、病毒性心肌炎、腹泻病等。本书内容丰富、条理清晰、层次分明，对临床有一定的指导意义，适合广大儿科工作者和在校学生学习与参考。

图书在版编目（CIP）数据

儿科临床诊疗实践 / 潘艳艳编著. --上海 ： 上海
交通大学出版社，2023.12
ISBN 978-7-313-29907-9

Ⅰ. ①儿… Ⅱ. ①潘… Ⅲ. ①小儿疾病—诊疗 Ⅳ.
①R72

中国国家版本馆CIP数据核字（2023）第226738号

儿科临床诊疗实践

ERKE LINCHUANG ZHENLIAO SHIJIAN

编　　著：潘艳艳
出版发行：上海交通大学出版社　　　　　　地　　址：上海市番禺路951号
邮政编码：200030　　　　　　　　　　　　电　　话：021-64071208
印　　制：广东虎彩云印刷有限公司
开　　本：710mm×1000mm 1/16　　　　　经　　销：全国新华书店
字　　数：229千字　　　　　　　　　　　　印　　张：13
版　　次：2023年12月第1版　　　　　　　插　　页：1
书　　号：ISBN 978-7-313-29907-9　　　　印　　次：2023年12月第1次印刷
定　　价：198.00元

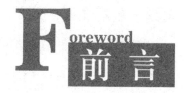

前言

随着社会的不断发展，新生儿数量的不断增多，人们对于儿科疾病的诊断与治疗也越来越重视。儿科疾病不同于成人疾病，儿童也并非成人简单的缩影。儿童的自我防护能力弱，免疫系统功能不完善，更容易受到疾病的侵入；在患病后，儿童对于自身情况的表述也常有困难并且不准确，这就造成儿科疾病的诊疗十分困难。另外不同年龄、性别的儿童在患相同疾病时，疾病的诊断标准、临床表现、治疗方法也不相同。因儿科疾病的独特性、复杂性，每个儿科工作者在接诊过程中，都需要更多的耐心和细心，不但要巩固基础专业知识，还要学习运用最新的诊疗技术，将理论与实践结合起来。

为了向广大儿科工作者展现更多本专业领域的新进展、新知识和新成果，提供更多的临床诊疗思路，使患儿可以接受更专业、更有效的治疗，尽快远离疾病、恢复健康。本人依据目前临床适用的儿科疾病诊断标准、治疗进展、临床指南、专家共识，在参考国内外权威读物的基础上，结合多年临床实践经验，编写了《儿科临床诊疗实践》一书。

全书共分为 16 个章节，从病因与发病机制、诊断与鉴别诊断、临床表现与治疗、预防与预后等方面介绍了儿科常见疾病。本书首先重点论述了儿科肾脏和风湿免疫疾病，如肾小球肾炎、肾病综合征、风湿热、幼年特发性关节炎等。然后简明扼要地介绍了儿科其他系统的常见疾病，如急性上呼吸道感染、病毒性心肌炎、腹泻病、贫血、癫痫等。本书集专业性与实用性于一体，内容丰富、条理清晰、层次分明、详略得当，对临床有一定的指导意义，适合广大儿科工作者和在校学生学习参考。

由于编者编写经验和水平有限，书中难免有疏漏和不足之处，敬请广大读者提出宝贵意见，以便日后改进。

潘艳艳

山东大学附属儿童医院

2023 年 3 月

Contents 目录

第一章

肾小球肾炎

肾小球肾炎是一类以肾小球损害为主的变态反应性疾病。其发病机制主要包括免疫机制，以及肾小球内局部因素的参与。其特征性改变通常为肾小球毛细血管袢和肾小球基底膜的炎症性改变，但并不绝对。损伤可以累及全部或部分肾小球或肾小球毛细血管袢。

临床以血尿（包括镜下血尿和肉眼血尿）、蛋白尿（包括微量清蛋白尿、非肾病水平蛋白尿和肾病水平蛋白尿）为必备表现，伴或不伴少尿/水肿、高血压、肾功能异常以及肾外表现等。

肾小球肾炎（简称肾炎）有以下几个分类。①急性肾小球肾炎：多数有前驱感染，起病急，以血尿为主，伴有不同程度的水肿和高血压。病程在1年（显著临床症状多在3个月以内好转，轻微尿改变可迁延至1年）以内。按前驱病可分为链球菌感染后和非链球菌感染后（如金黄色葡萄球菌、肺炎双球菌或病毒感染）2类。②急进性肾小球肾炎：起病急，除出现蛋白尿、血尿、红细胞管型尿、高血压、水肿外，常伴有持续性少尿或无尿。肾功能急性进行性恶化，若无有效控制，多于数周至数月内发展至肾衰竭，预后较差，甚而死亡。③迁延性肾炎：包括两类情况，有明确急性肾小球肾炎病史，镜检血尿和/或蛋白尿迁延达1年以上，不伴肾功能不全或高血压；无急性肾小球肾炎病史，但有持续性血尿和蛋白尿，病程已达6个月以上，不伴有肾功能不全或高血压。④慢性肾炎：病程超过1年，有不同程度的肾功能不全和/或持续性高血压，预后较差。目前国际上将病程3个月以上的肾脏结构或功能异常均定义为慢性肾脏病。因此，迁延性肾小球肾炎和慢性肾小球肾炎的定义已趋少用。以急性肾小球肾炎临床最为多见，故本章主要叙述急性肾小球肾炎相关内容。

第一节 病因与发病机制

一、病因

病因可分为感染性和非感染性两大类。

(一)感染性肾小球肾炎

1.急性链球菌感染后肾小球肾炎

急性链球菌感染后肾小球肾炎(acute poststreptococcal glomerulonephritis,APSCN)是由 A 族 β 溶血性链球菌感染后引起的免疫性肾小球肾炎。在 β 溶血性链球菌 A 组中,由呼吸道感染所致的菌株以 12 型为主,由皮肤感染引起的肾炎以 49 型为主。

2.非链球菌感染后肾小球肾炎

(1)细菌性感染:葡萄球菌、肺炎链球菌、感染性心内膜炎、伤寒等。

(2)病毒感染:乙型肝炎病毒、巨细胞病毒、水痘-带状疱疹病毒、EB 病毒等。

(3)其他:梅毒、毒浆体病、疟疾等。

(二)非感染性肾小球肾炎

(1)多系统疾病:SLE、HSP、血管炎、肺出血肾炎综合征等。

(2)原发性肾小球疾病:IgA 肾病、系膜增生性肾炎、膜增生性肾炎等。

二、发病机制

发病机制尚未完全明确,文献公认观点为由于免疫系统功能失调、环境因素等复杂的相互作用导致肾小球免疫复合物形成,免疫复合物又可引发补体系统激活,免疫细胞活化,细胞因子的释放和酶的分泌,肾组织遭到破坏,最终导致肾小球滤过率下降,球管失衡,水、钠潴留,进一步出现相应临床症状。

(一)免疫复合物沉积及补体活化

1.免疫复合物的形成

(1)循环免疫复合物的形成:患儿感染链球菌后,链球菌的细胞内外及其细胞膜分泌的细胞蛋白作为抗原,机体产生相应抗体,抗原抗体结合形成免疫复合物,随血液循环沉积于肾小球,进而诱发一系列炎症反应,诱发疾病。

(2)原位免疫复合物的形成:循环系统中免疫复合物的沉积,激活肾小球的经典补体途径,炎症细胞活化,引起细胞损伤。另一方面阳离子的细菌抗原可与肾小球基底膜结合，沉积于上皮下，电镜下形成"驼峰状"电子致密物。此外，肾炎相关链球菌纤溶酶受体（nephritis-associated plasmin receptor，NAPlr）、链球菌热原性外毒素 B（streptococcal pyrogenic exotoxin B，SPEB）与肾小球高度亲和，一方面其可作为游离抗原，与原位免疫复合物形成抗体，抗原抗体结合定植于肾小球基底膜中。另一方面 SPEB 可降解细胞外基质，引起免疫反应，T 细胞活化产生细胞因子，有助于抗体形成。免疫复合物沉积在肾小球毛细血管袢，导致肾小球炎症、补体活化和毛细血管损伤。

2.补体系统的激活

免疫复合物形成可在早期激活补体途径中的经典途径。补体调节蛋白可被细菌蛋白酶去除，从而激活补体的旁路途径。此外 NAPlr 也可激活补体旁路途径并以剂量依赖性方式诱导 iC3b 的形成。SPEB 与纤溶酶相互作用，裂解 C3，激活补体启动肾小球免疫反应。但甘露糖结合凝集素（mannanbinding lectin，MBL）途径的激活是从补体 C4 的激活开始。这也解释了患儿血清补体 C3 减低，部分患儿补体 C4 减低。因此 ASPGN 的产生涉及补体活化的经典途径、旁路途径及 MBL 途径。补体通路激活后，趋化因子 C3a、C5a 释放，炎症细胞聚集导致细胞因子活化，活性氧释放纤溶酶等，这些共同作用，导致肾小球毛细血管破坏。

3.自身免疫反应

如抗 IgG 抗体的形成，可能是由于免疫球蛋白在结构变化时接触到细菌表面抗原，进而改变了免疫球蛋白的免疫原性所致。

（二）肾炎致病抗原

NAPlr 是一种具有甘油三磷酸脱氢酶活性的纤溶酶结合蛋白，作为可能的肾炎致病抗原备受关注。目前认为它被链激酶激活，与肾小球结合，捕获纤维蛋白溶酶，从而造成肾小球基底膜损害。也有学者认为 NAPlr 通过激活补体途径，产生肾小球基底膜局部炎症，促进内皮下免疫复合物沉积。APSGN 患儿的早期组织活检中检测到 NAPlr 沉积。有报道显示，92％ 的 APSGN 患儿及 60％ 无合并症链球菌感染患儿的恢复期血清中检测到 NAPlr 抗体。肾小球 NAPlr 阳性的 APSGN 患儿中有显著肾小球纤溶酶活性，而阴性患儿中未发现。而肾小球纤溶酶和 NAPlr 在肾组织内的一致性分布证实了 NAPlr 的肾炎致病性与其纤溶酶结合活性相关。

最近备受关注的另一个致病抗原 SPEB。SPEB 是由化脓性链球菌分泌的阳离子外纤溶酶结合受体。其酶原前体是由肾炎致病链球菌所分泌。多个独立的研究均提示,在大多数 APSGN 患儿恢复期血清中发现高 SPEB 抗体滴度,并且肾小球内也检测到 SPEB。关于 SPEB 和细胞因子相关性的研究进一步指出,大鼠肾小球系膜细胞培养上清液中发现由 SPEB 引起的白细胞介素(interleukin,IL)-6 增高。SPEB 及其前体处理后的单核白细胞培养上清液中,检测到显著增高的 IL-6,IL-8,肿瘤坏死因子-α(tumor necrosis factor-α,TNF-α)和转化生长因子-β1,而多克隆 SPEB 抗体可以阻止这些细胞因子的产生。这些结果提示,SPEB 与白细胞互相作用,引发系列反应,如产生细胞因子、白细胞增殖、黏附分子的表达,从而诱发炎症,形成免疫复合物。日本的一项研究提示纤溶酶结合活性似乎在 SPEB 和 NAPlr 的发病机制中均起重要作用。通过对 APSGN 患儿肾组织双染色显示,SPEB 和 NAPlr 均局限于肾小球系膜,因此推测纤溶酶结合活性是该两种病原的共同特性。另一方面,纤溶酶结合活性亦出现在链激酶和烯醇酶,而后者的致肾炎性正是依赖于它与纤溶酶的结合。因此,SPEB 和 NAPlr 的具体发病机制仍有待进一步研究。

第二节　诊断与鉴别诊断

一、诊断

(一)实验诊断

1.尿液检测

肉眼血尿或镜下血尿,尿中红细胞多为严重变形红细胞,但应用袢利尿剂时可暂为非肾小球性红细胞。部分可见红细胞管型,提示肾小球有出血渗出性炎症,是急性肾炎的重要特点。尿沉渣常见肾小管上皮细胞、白细胞、大量透明和颗粒管型。尿蛋白通常为+～++,尿蛋白多属非选择性,尿中纤维蛋白降解产物增多。尿比重多正常,提示小管浓缩稀释功能正常。尿常规一般在 4～8 周内大致恢复正常。残余镜下血尿(或爱迪计数异常)或少量蛋白尿(可表现为直立性蛋白尿)可持续 6 个月或更长。

2.血常规

外周血白细胞计数一般轻度升高或正常,此与原发感染灶是否存在有关。轻度贫血常见,此与血容量增大血液稀释有关。红细胞沉降率大多加快。

3.血生化及肾功能

肾小球滤过率呈不同程度下降,但一般不低于50%。部分患儿有短暂的血尿素氮、肌酐升高。尿浓缩功能完好,可有轻度的高氯酸血症和轻度的高血钾,因血液稀释可有低钠血症。

4.细菌学和血清学检查

患儿肾炎起病时,前驱的链球菌感染多已经过抗菌治疗,故病灶处细菌培养阳性率不高。在链球菌感染后机体对菌体的抗原物质常产生抗体反应,咽炎病例的ASO抗体(anti streptolysin O,ASO)往往增加,10～14天开始升高,3～5周达高峰,3～6个月恢复正常。另外咽炎后APSGN者抗双磷酸吡啶核苷酸酶滴度升高。皮肤感染后APSGN者ASO升高者不多,抗链球菌DNA酶和抗透明质酸酶滴度升高。上述血清学检查在急性期经有效抗感染治疗后阳性率低。

5.血补体测定

90%以上的患儿病程早期血中总补体和血清C3显著下降,94%的病例至第8周恢复正常,补体下降程度虽与疾病严重性及预后无关,但持续低下6～8周尚不恢复常提示为非链球菌感染后肾小球疾病,应注意查找导致补体低下的病因。

(二)其他检查

部分病例急性期可测得循环免疫复合物及冷球蛋白。通常典型病例不需肾穿刺组织病理活检(以下简称肾活检),但如与急进性肾小球肾炎鉴别困难,持续肉眼血尿或达肾病水平蛋白尿,或病后3个月仍有高血压、持续低补体血症或肾功能损害者可考虑行肾活检以明确诊断,指导治疗。

(三)诊断标准

临床上在前期感染后急性起病,尿检有红细胞、蛋白质和管型,或有水肿、尿少、高血压者,均可诊断急性肾炎。

我国相关急性肾小球肾炎的循证诊治指南中提出APSGN诊断依据:①血尿伴(或不伴)蛋白尿伴(或不伴)管型尿。②水肿,一般先累及眼睑及颜面部,继而呈下行性累及躯干和双下肢,呈非凹陷性。③高血压。④血清C3短暂性降低,到病程第8周94%的患儿恢复正常。⑤3个月内链球菌感染证据(感染部位细菌培养)或链球菌感染后的血清学证据(ASO抗体,或抗双磷酸吡啶核苷酸酶,或抗脱氧核糖核酸酶B,或抗透明质酸酶滴度增加)。⑥临床考虑不典型的急性肾炎,或临床表现或检验不典型,或病情迁延者应考虑肾组织病理检查,典型病理表现为毛细血管内增生性肾小球肾炎。APSGN满足①、④、⑤3条即可诊断,如伴有②、③、⑥的任一条或多条则诊断依据更加充分。

二、鉴别诊断

(一)不同病原体感染后的肾小球肾炎

已知多种病原体感染均可引起肾炎,并表现为急性肾炎综合征。可引起增生性肾小球肾炎的病原体有细菌(葡萄球菌、肺炎链球菌等)、病毒(流感病毒、EB病毒、水痘-带状疱疹病毒、柯萨奇病毒、腮腺炎病毒、埃可病毒、巨细胞病毒及乙型肝炎病毒等)、肺炎支原体及原虫等。参考病史、原发感染灶及其各自特点一般可鉴别由不同病原体引起的肾小球肾炎。

(二)其他原发性肾小球疾病

1.膜增生性肾小球肾炎

膜增生性肾小球肾炎起病似急性肾炎,但常有显著蛋白尿、血补体C3持续低下,病程呈慢性过程可用以鉴别,必要时行肾活检。

2.急进性肾小球肾炎

急进性肾小球肾炎发病初期表现与急性肾小球肾炎类似,表现为急性肾炎综合征,但本病进展迅速,肾功能进行性恶化,数天或半月内发生少尿、无尿乃至尿毒症,预后差。如急性感染后肾小球肾炎病程超过1个月,肾功能无明显改善,需及时行肾穿刺活检以明确诊断。

3.IgA肾病

IgA肾病多于上呼吸道感染后1~2天内即以血尿起病,通常不伴水肿和高血压。一般无补体下降,有时有既往多次血尿发作史。鉴别困难时需行肾活检。

4.原发性肾病综合征肾炎型

APSGN急性期偶有蛋白尿严重达肾病水平者,与肾炎性肾病综合征易于混淆。经分析病史、补体检测,甚至经一阶段随访观察,可以区别,困难时须做肾活检。

5.C3肾小球病

C3肾小球病是近年来新命名的疾病诊断名称,其主要病理学特征是肾组织中以补体C3沉积为主,免疫荧光以C3染色为主,电镜下系膜、内皮下和上皮间隙致密物沉积,而无基底膜沉积。根据电镜下表现可分为C3肾小球肾炎和致密物沉积病。该病与急性链球菌感染后肾小球肾炎存在复杂关联,需结合临床表现和病理学特点,必要时进行补体旁路途径活化相关检查等进行鉴别。

(三)全身性系统性疾病或某些遗传性疾病

全身性系统性疾病或某些遗传性疾病也可以表现为急性肾炎综合征起病,

如 SLE、HSP、溶血尿毒综合征、结节性多动脉炎、肺出血-肾炎综合征、奥尔波特综合征等。据各病之其他表现可以鉴别。

(四)急性泌尿系统感染或肾盂肾炎

在小儿也可表现有血尿,但多有发热、尿路刺激症状,尿中以白细胞为主,尿细菌培养阳性可以鉴别。

(五)慢性肾炎急性发作

慢性肾炎急性发作易误为"急性肾炎",因两者预后不同,需予鉴别。此类患儿常有既往肾脏病史,发作常于感染后 1～2 天诱发,缺乏间歇期,且常有较重贫血、持续高血压、肾功能不全,有时伴心脏、眼底变化、尿比重固定,B超检查有时见两肾体积偏小。

第三节 临床表现与治疗

一、临床表现

本症在临床上表现轻重悬殊,轻者可为"亚临床型",即除实验室检查异常外,并无具体临床表现;重者并发高血压脑病、严重循环充血和急性肾衰竭。

(一)前驱感染和间歇期

前驱病常为链球菌所致的上呼吸道感染,如急性化脓性扁桃体炎、咽炎、淋巴结炎、猩红热等;或皮肤感染,包括脓疱病、疖肿等。据我国 1 886 例患儿的资料,北方地区因呼吸道感染发病者占 70.2%,因脓皮病发病者占 14.9%;而南方地区则分别为 61.2% 和 23%～29.9%。大部分患儿有前驱感染史,潜伏期长短不一。咽部感染者潜伏期为 7～21 天,平均 10 天;皮肤感染者潜伏期可能较长,平均 4～21 天。潜伏期超过 3 周者极少见。若潜伏期少于 1 周,则需怀疑是否存在潜在的 IgA 肾病。

(二)典型表现

前驱链球菌感染后经 1～3 周无症状间歇期而急性起病,表现为水肿、血尿、高血压及程度不等的肾功能受累。

1.水肿

水肿是最常见的症状,是因肾小球滤过率减低,水、钠潴留引起。一般水肿多不十分严重,初仅累及眼睑及颜面,晨起重;重者波及全身,少数可伴胸、腹水;轻者仅体重增加,肢体有胀满感。急性肾炎的水肿压之不凹,与肾病综合征时明显的可凹性水肿不同。

2.血尿

半数患儿有肉眼血尿;镜下血尿几乎见于所有病例。肉眼血尿时尿色可呈洗肉水样、烟灰色、棕红色或鲜红色等。血尿颜色的不同与尿的酸碱度有关;酸性尿呈烟灰或棕红色,中性或碱性尿呈鲜红或洗肉水样。肉眼血尿严重时可伴排尿不适甚至排尿困难。通常肉眼血尿1~2周后即转为镜下血尿,少数持续3~4周。也可因感染、劳累而反复。镜下血尿持续1~3个月,少数延续6个月或更久,但绝大多数均可恢复。血尿同时常伴程度不等的蛋白尿,一般为轻至中度,少数可达肾病水平。尿量减少并不少见,但真正发展至少尿或无尿者为少数。

3.高血压

高血压见于30%~80%病例,是因水、钠潴留血容量扩大所致,一般为轻或中度增高。大多于1~2周后随利尿消肿而血压降至正常,若持续不降应考虑慢性肾炎急性发作的可能。出现上述症状的同时,患儿常有乏力、恶心、呕吐、头晕,年长儿诉腰部钝痛,年幼儿可诉腹痛。

(三)非典型表现

1.无症状的亚临床肾炎

无症状的亚临床肾炎可全无水肿、高血压、肉眼血尿,仅于链球菌感染流行时,或急性肾炎患儿的密切接触者中行尿常规检查时,发现镜下血尿,甚至尿检正常,仅血中补体C3降低,待6~8周后恢复。

2.肾外症状性肾炎

临床表现有水肿、高血压,甚或有严重循环充血及高血压脑病,而尿中改变轻微或常规检查正常,此类患儿血补体C3呈急性期下降,6~8周恢复的典型规律性变化,此点有助于诊断。

3.具有肾病表现的急性肾炎

以急性肾炎起病,但水肿和蛋白尿突出,呈肾病综合征表现。

(四)急性期的主要并发症

急性期的严重并发症主要有严重的循环充血状态、高血压脑病和急性肾衰竭。随着近年防治工作的加强,其发生率及病死率已明显下降。

1.循环充血状态

因水、钠潴留、血容量扩大、循环负荷过重表现为循环充血、心力衰竭,直至肺水肿。发生率各家报道不一,与病情轻重、治疗情况有关。有报道表明住院的急性肾炎患儿的24%～27%中见到此类并发症,近年报告已降至2.4%。多发生于急性肾炎起病后1～2周内。临床表现为气急、不能平卧、胸闷、咳嗽、肺底湿啰音、肝大压痛、奔马律等左右心衰竭症状,是因血容量扩大所致,而与真正心肌泵衰竭不同。此时心搏出量常增多而并不减少、循环时间正常,动静脉血氧分压差未见加大,且洋地黄类强心剂效果不佳,而利尿剂的应用常能使其缓解。极少数重症可发展至真正的心力衰竭,于数小时至1～2天迅速出现肺水肿而危及生命。

2.高血压脑病

高血压脑病指血压(尤其是舒张压)急剧增高,出现中枢神经症状。一般儿童较成年人多见。通常认为此症是在全身高血压基础上,脑内阻力小血管痉挛导致脑缺氧、脑水肿而致;但也有人认为是血压急剧升高时,脑血管原本具备的自动舒缩调节功能失控、脑血管高度充血、脑水肿而致;此外,急性肾炎时的水、钠潴留也在发病中起一定作用。多发生于急性肾炎病程早期,起病一般较急,表现为剧烈头痛、频繁恶心呕吐,继之视力障碍,眼花、复视、暂时性黑矇,并有嗜睡或烦躁,如不及时治疗则发生惊厥、昏迷,少数暂时偏瘫失语,严重时发生脑疝。神经系统多无局限体征,浅反射、腱反射可减弱或消失,踝阵挛有时阳性,也可出现病理反射,严重者可有脑疝的症状和体征。眼底检查常见视网膜小动脉痉挛,有时可见视盘水肿。脑脊液清亮,压力和蛋白正常或略增。如血压超过18.7/12.0 kPa(140/90 mmHg),并伴视力障碍、惊厥及昏迷三项之一项即可诊断。

3.急性肾衰竭

急性肾炎患儿中相当部分于急性期有程度不一的氮质血症,而进展为急性肾衰竭者仅为极少数,但该症是急性肾炎死亡的主要原因。临床表现为少尿或无尿,血尿素氮、血肌酐增高,高血钾,代谢性酸中毒。少尿或无尿持续3～5天或1周以上,此后尿量增加。症状消失、肾功能逐渐恢复。

二、治疗

本病为自限性疾病,无特异治疗。主要是对症处理,清除残留感染病灶,纠正水、电解质紊乱,防止急性期并发症,保护肾功能,以待自然恢复。重点把好防治少尿和高血压两关。

(一)一般治疗

(1)严格休息:急性期(起病2周内)绝对卧床休息,水肿消退、血压正常、肉眼血尿消失,即可下床做轻微活动或室外散步。患儿红细胞沉降率正常后可上学,但3个月内应避免重体力活动。待 12 小时尿沉渣细胞绝对计数正常后患儿方可恢复体力活动。

(2)合理饮食:有水肿及高血压者应限盐,食盐限制在 1~2 g/d。对有严重少尿、循环充血者,每天水分摄入一般以不显性失水加尿量计算。有氮质血症者应限蛋白入量,可以给予优质动物蛋白 0.5~1.0 g/(kg·d)以满足小儿热量需要。待尿量增加、水肿消退、血压正常、氮质血症消除后,尽早恢复正常饮食,以保证小儿生长发育的需要。

(3)控制感染:应用抗生素的目的是彻底清除体内感染灶,对疾病本身无明显作用。疾病早期给予青霉素 10~14 天或根据培养结果换用其他敏感抗生素,注意勿选用有肾损害的药物。

(二)对症治疗

1.利尿

经控制水、盐入量仍水肿、少尿者,可用噻嗪类利尿剂,如氢氯噻嗪 1~2 mg/(kg·d),分 2~3 次口服。无效时可静脉注射强效的祥利尿剂,如呋塞米每次 1 mg/kg,每天 1~2 次,最大量不宜每次>60 mg,静脉注射剂量过大时可有一过性耳聋。

2.降压

经休息、利尿及限制水、盐后血压仍高者应给予降压药。首选硝苯地平,开始剂量为 0.25 mg/(kg·d),最大剂量为 1 mg/(kg·d),分 3 次口服。也可以用卡托普利等血管紧张素转换酶抑制剂,初始剂量为 0.3~0.5 mg/(kg·d),最大剂量为 5~6 mg/(kg·d),分 3 次口服,与硝苯地平交替使用降压效果更佳。

3.严重循环充血

纠正水、钠潴留,恢复正常血容量,可使用呋塞米注射。表现有肺水肿者除一般对症治疗外可加用硝普钠。对难治病例可采用腹膜透析或血液滤过治疗。

4.高血压脑病

治疗原则为选用降压效力强而迅速的药物。首选硝普钠,对伴肺水肿尤宜,本药作用迅速,但维持时间短,需维持静脉滴注,有惊厥者应及时止控,对有脑水肿者需脱水。

第四节 预防与预后

一、预防

根本的预防是防治细菌感染。平日应加强锻炼,注意皮肤清洁卫生,以减少呼吸道及皮肤感染。一旦感染则应及时彻底治疗。感染后 2～3 周时应检查尿常规以及时发现异常。

二、预后

小儿急性肾炎预后良好。近年由于诊治水平的提高,绝大多数患儿 2～4 周内肉眼血尿消失,利尿消肿后血压逐渐恢复,残余少量蛋白尿及镜下血尿多于 6 个月内消失,少数迁延 1～3 年,但其中多数仍可恢复。

肾脏预后不良的表现有:①持续少尿和氮质血症;②持续高血压;③持续大量蛋白尿;④血纤维蛋白持续升高,尿中大量纤维蛋白降解产物;⑤病理提示新月体性肾小球肾炎。但及时透析治疗后患儿生存率极高。

影响预后的因素可能有:①与病因有关,一般病毒所致者预后较好;②散发者较流行性者差;③急性期伴有重度蛋白尿且持续时间久,肾功能受累者预后差;④组织形态学上呈系膜显著增生者,40％以上肾小球有新月体形成者,"驼峰"不典型(如过大或融合)者预后差。

APSGN 通常长期预后良好。目前 APSGN 的治疗主要为支持疗法。利尿和限钠对于体液潴留有效。使用钙通道阻滞剂及利尿剂控制高血压对于减少死亡率非常重要。但是尽管血管紧张素转换酶抑制剂,如卡托普利,能有效降低血压和提高肾小球滤过率,它的使用仍需谨慎,因为可能导致肾衰竭和高血钾。在此情况下,应严格限制钾摄入量,避免使用保钾利尿药。必要时,对于急性肾衰竭和利尿剂无效的重度体液潴留及难治性高血钾的患儿,需采用血液透析或连续静脉血液滤过。治疗有时需较长时间。有报道过经治疗后 12 周体液恢复正常,肉眼血尿消失,但镜下血尿和蛋白尿却持续长达 4 年的病例。国内亦有健康携带者与患儿分离菌株间抗生素耐药性的报道,提示对携带 A 组链球菌的耐药监测对疾病控制与疫情处理的重要性。

最近一项针对 A 族链球菌感染性脓皮病的研究显示,伴有持续性蛋白尿的 APSGN 提示肾损害的出现。对于这些有预后不良因素的患儿是否有必要进行更积极治疗仍有争议。蛋白尿，尤其是肾病综合征，或增高的血肌酐，通常伴有肾预后不良。此类患儿的肾小球组织活检通常可见特征性的免疫荧光改变。最近有报道一个 6 岁 APSGN 患儿，伴特征性系膜增生和细胞性新月体改变，出现急性肾衰竭和肾病综合征，经血浆置换和甲泼尼龙冲击疗法后恢复了肾功能。成人新月体性 APSGN 和肾病综合征经甲泼尼龙冲击治疗后缓解的病例亦有报道。提示有预后不良因素，如肾病性蛋白尿，活检发现细胞性新月体，以及肾功能不全的患儿也许需要更加积极的治疗，以防止发展成慢性肾病。对此需要进行随机对照研究来评估积极治疗对长期预后的影响。

APSGN 仍然是一个主要的健康问题。近期，在研究发病机制方面取得了长足进步，其中 SPEB 和 NAPlr 被认为是主要作用因素。由于其多样性的临床表现，APSGN 虽然常见，临床上仍易被误诊。呼吸困难，肺水肿和高血压通常难以鉴别，如未及时正确鉴别诊断，常导致延误治疗，增加死亡率。在特定人群，APSGN 预后可能不良。目前已出现了相应的抗链球菌疫苗，但发展缓慢，尚未大面积推广。此外，生活水平的提高，社会经济的发展，良好的卫生习惯、适宜的居住环境均有助于减少 APSGN 的发生。

第二章

肾病综合征

小儿肾病综合征是一组由多种原因引起的肾小球基底膜通透性增加,导致血浆内大量蛋白质从尿中丢失的临床综合征。具有以下四大特点:①大量蛋白尿,定性检查＋＋＋～＋＋＋＋,定量每天超过50 mg/kg。②低清蛋白血症,血清清蛋白＜25 g/L。③高胆固醇血症(高脂血症),血清胆固醇超过5.7 mmol/L(220 mg/dL)。④水肿。其中前两项为诊断的必备条件。肾病综合征在小儿肾脏疾病中发病率仅次于急性肾炎。

根据病因和发病年龄可分为3类。①先天性肾病综合征;②原发性肾病综合征;③继发性肾病综合征:包括继发于全身性疾病(如 HSP、SLE 等)、临床诊断明确的肾小球肾炎(如急性链球菌感染后肾炎、急进性肾炎)以及药物、金属中毒等情况者。

本章以原发性肾病综合征为主叙述。为进一步指导临床预测病理类型并判断糖皮质激素治疗疗效,我国提出原发性肾病综合征根据临床表现分为单纯型肾病和肾炎型肾病。除具备四大特征外,还具以下4项中之一项或多项者属肾炎性肾病:①尿检查红细胞超过10个/HP(2 周内离心尿检查3次以上)并证实属肾小球性血尿。②反复(或持续)出现高血压,学龄儿童超过17.3/12.0 kPa(130/90 mmHg),学龄前儿童超过16.0/10.7 kPa(120/80 mmHg),并排除因激素所致。③持续性氮质血症,血尿素氮超过10.7 mmol/L(30 mg/dL),或血非蛋白氮超过35.7 mmol/L(50 mg/dL),并排除由血容量不足所致者。④血总补体或血 C3 持续降低。

目前,国际上多沿用依糖皮质激素效应分型。①糖皮质激素敏感型肾病综合征:以泼尼松足量治疗≤4周,尿蛋白阴转者。②糖皮质激素耐药型肾病综合征:足量治疗＞4周尿蛋白仍阳性者。糖皮质激素耐药型又可分为初始耐药和迟发耐药。③糖皮质糖激素依赖型肾病综合征:对激素敏感,但连续 2 次减量或停药 2 周内复发者。

第一节　病因与发病机制

一、病因

原发性肾病综合征病因目前尚不明确,近年研究已证实下列事实。

(1)肾小球毛细血管壁结构或电化学的改变可导致蛋白尿。

(2)非微小病变型常见免疫球蛋白和/或补体成分沉积,局部免疫病理过程可损伤滤过膜正常屏障作用而发生蛋白尿。

(3)微小病变型肾小球未见以上沉积,其滤过膜的电屏障损伤原因可能与细胞免疫失调有关。

(4)T 细胞异常参与本病的发病。

近年发现肾的发病具有遗传基础。国内报道糖皮质激素敏感型肾病综合征患儿人类白细胞抗原(human leukocyte antigen,HLA)-DR7 频率高达 38%,频复发肾病综合征患儿则与 HLA-DR9 相关。另外肾病综合征还有家族性表现,且绝大多数是同胞患病。在流行病学调查发现,黑人患肾病综合征症状表现重,对糖皮质激素反应差。提示肾病综合征发病与人种及环境有关。

二、发病机制

迄今,小儿肾病综合征的发病机制尚未完全明了,微小病变可能与 T 细胞免疫功能紊乱有关,膜性肾病和膜增生性肾炎可能与免疫复合物形成有关。

(一)大量蛋白尿

一般认为蛋白尿是由于肾小球毛细血小管壁电荷和/或分子屏障的破坏所致。

1.非微小病变型肾病综合征

通过免疫反应,激活补体及凝血、纤溶系统,以及基质金属蛋白酶而损伤基底膜,导致筛屏障的破坏,出现非选择性蛋白尿。而且,其他可通过非免疫机制,如血压增高、血糖增高或由于基底膜结构缺陷而破坏筛屏障,出现蛋白尿。

2.微小病变型肾病综合征

(1)可能与细胞免疫紊乱,特别是 T 细胞免疫功能紊乱有关,其依据在于:①微小病变型肾病肾组织中无免疫球蛋白及补体沉积。②T 细胞数降低,

CD4$^+$/CD8$^+$比例失衡。Ts活性增高,淋巴细胞转化率降低,pHA皮试反应降低。③抑制T细胞的病毒感染可诱导本病缓解。④出现T细胞功能异常的疾病如霍奇金淋巴瘤可导致微小病变型肾病。⑤抑制T细胞的皮质激素及免疫抑制剂可诱导本病缓解。

（2）现已发现微小病变型肾病免疫紊乱导致蛋白尿产生的具体机制如下：①淋巴细胞可产生一种29 000的多肽,其可导致肾小球滤过阴离子减少,而出现蛋白尿。②刀豆素刺激下的淋巴细胞可产生60 000～160 000的肾小球通透因子(glomerular permeability factor,GPF),GPF可直接引起蛋白尿。③淋巴细胞还可通过分泌12 000～18 000的可溶免疫反应因子(soluble immune response suppressor,SIRS)而导致蛋白尿。

（二）低清蛋白血症

大量血浆清蛋白自尿中丢失是低清蛋白血症的主要原因,蛋白质分解的增加为次要原因。

（三）高胆固醇血症

可能由于低蛋白血症致肝脏代偿性清蛋白合成增加,有些脂蛋白与清蛋白经共同合成途径而合成增加,再加上脂蛋白脂酶活力下降等因素而出现高脂血症。一般血浆清蛋白<30 g/L,即出现血胆固醇增高,如清蛋白进一步降低,则甘油三酯也增高。

（四）水肿

肾病综合征时水肿机制尚未完全阐明,可能机制：①由于血浆清蛋白下降,血浆胶体渗透压降低,血浆中水分由血管内转入组织间隙直接形成水肿。②水分外渗致血容量下降,通过容量和压力感受器使体内神经体液因子发生变化(如抗利尿激素、醛固酮、利钠因子等),引起水、钠潴留而导致全身水肿。③低血容量使交感神经兴奋性增高,近端小管重吸收钠增多,加重水、钠潴留。④其他肾内原因导致肾近曲小管重吸收钠增多。

第二节　诊断与鉴别诊断

一、诊断

（一）实验诊断

1.尿液检查

（1）尿常规：尿蛋白明显增多,定性检查≥＋＋＋,24小时尿蛋白定量

≥50 mg/kg,随机或晨尿尿蛋白/尿肌酐≥2.0 mg/mg,国际小儿肾脏病研究组也以>40 mg/(h·m²)为大量蛋白尿标准。

(2)蛋白定量:24 小时尿蛋白定量检查>50 mg/(kg·d)为肾病范围的蛋白尿。正常儿童尿蛋白/尿肌酐上限为 2.0 mg/mg,肾病时常达≥3.0 mg/mg。

2.血清蛋白

血清白蛋白浓度≤25 g/L 可诊断为肾病综合征的低蛋白血症。由于肝脏合成增加,α_2球蛋白、β 球蛋白浓度增高,IgG 降低,IgM、IgE 可增加。

3.血清胆固醇

胆固醇>5.7 umol/L 和甘油三酯升高,低密度脂蛋白和极低密度脂蛋白增高,高密度脂蛋白多正常。血尿素氮在肾炎性肾病综合征可升高,晚期可有肾小管功能损害。

4.肾功能

肾功能检查一般正常。单纯性肾病综合征尿量极少时可有暂时性氮质血症,少数肾炎性肾病综合征可伴氮质血症及低补体血症。

5.血补体测定

微小病变型肾病综合征或单纯性肾病综合征患儿血清补体水平正常,肾炎性肾病综合征患儿补体水平可下降。

(二)其他检查

(1)高凝状态和血栓形成的检查:多数原发性肾病患儿都存在不同程度的高凝状态、血小板增多、血小板聚集率增加、血浆纤维蛋白原增加、尿纤维蛋白裂解产物增高。对疑似血栓形成者可行彩色多普勒 B 型超声检查以明确诊断,有条件者可行数字减影血管造影。

(2)经皮肾穿刺组织病理学检查:多数儿童肾病综合征不需要进行诊断性肾活体组织检查。肾病综合征肾活体组织检查的指征:①对糖皮质激素治疗耐药或频繁复发者。②对临床或实验室证据支持肾炎性肾病或继发性肾病综合征者。

(三)诊断标准

诊断标准包括以下 4 项。①大量蛋白尿:1 周内 3 次尿蛋白定性＋＋＋～＋＋＋＋,随机或晨尿,尿蛋白/肌酐(mg/mg)≥2.0;24 小时尿蛋白定量≥50 mg/kg。②低蛋白血症:血清白蛋白浓度≤25 g/L。③高脂血症:血浆总胆固醇高于 5.7 mmol/L。④不同程度的水肿。以上 4 项中以①和②为诊断的必要条件。

参考病史、体检及必要的化验,在除外引起继发肾病的各种病因后即诊断为原发性肾病综合征。再依据血尿、高血压、氮质血症的有无,及补体是否低下而区别为单纯性或肾炎性。临床上还常根据对4周激素治疗的效应区别为完全效应、部分效应或无效应。一般初发病例不需行肾穿刺活组织检查。对激素耐药频复发或激素依赖的病例;或病程中病情转变而疑有间质肾炎或新月体形成者;或出现缓慢的肾功能减退时应做肾活检以明确病理类型,指导治疗。

二、鉴别诊断

原发性肾病综合征还需与继发全身性疾病的肾病综合征相鉴别。儿科临床上部分非典型链球菌感染后肾炎、狼疮性肾炎(lupus nephritis,LN)、紫癜性肾炎、乙型肝炎病毒相关性肾炎及药源性肾炎等均可有肾病综合征样表现,在无禁忌证的情况下应积极肾活检以明确病理类型,指导治疗,评估预后。

(一)HSP

HSP好发于青少年,有典型皮肤紫癜,可伴关节痛、腹痛及黑便,多在皮疹出现后1~4周出现血尿和/或蛋白尿,典型皮疹有助于鉴别诊断。

(二)LN

LN根据多系统受损的临床表现和免疫学检查可检出多种自身抗体,一般不难明确诊断。

(三)糖尿病肾病

糖尿病肾病表现为肾病综合征,患儿糖尿病病史常达10年以上,有高血压及糖尿病眼底病变、病史及眼底病变有助于鉴别诊断。

(四)肾脏淀粉样变性

肾淀粉样变性是全身多器官受累的一部分。原发性患儿病因不明,主要累及心、肾、消化道、皮肤和神经;继发性患儿常继发于慢性化脓性感染、结核、恶性肿瘤等疾病,主要累及肾、肝和脾等器官。肾受累体积增大,常表现为肾病综合征,须行肾活检确诊。

(五)骨髓瘤肾病

骨髓瘤肾病患儿可有多发性骨髓瘤的特征性临床表现,如骨痛,血清单株蛋白增高,蛋白电泳M带及尿本周蛋白阳性,骨髓象显示浆细胞异常增生达15%以上,此类患儿可呈肾病综合征,典型的影像学检查有溶骨破坏或病理性骨折等,可有助鉴别诊断。

第三节 临床表现与治疗

一、临床表现

(一)症状

发病年龄和性别,以学龄前为发病高峰。单纯性发病年龄偏小,肾炎性偏大。男比女多,男:女为(1.5～3.7):1。

水肿是最常见的临床表现。常最早为家长所发现。始自眼睑颜面,渐及四肢全身。水肿为可凹性,尚可出现浆膜腔积液如胸腔积液、腹水,男孩常有显著阴囊水肿。体重可增加 30%～50%。严重水肿患儿于大腿和上臂内侧及腹壁皮肤可见皮肤白纹或紫纹。水肿严重程度通常与预后无关。水肿的同时常有尿量减少。除水肿外,患儿可因长期蛋白质丢失出现蛋白质营养不良,表现为面色苍白、皮肤干燥、毛发干枯、指/趾甲出现白色横纹,耳郭及鼻软骨薄弱。患儿精神萎靡、倦怠无力、食欲缺乏,有时腹泻,可能与肠黏膜水肿和/或伴感染有关。病期久或反复发作者发育落后。肾炎性患儿可有血压增高和血尿。

(二)并发症

1.感染

肾病患儿极易患各种感染。感染是最常见的并发症及引起死亡的主要原因。同时感染也是病情反复或加重的诱因,并可影响激素的疗效。肾病综合征患儿发生感染的原因包括体液免疫、细胞免疫功能低下,以及应用激素、免疫抑制剂等。常见的感染有呼吸道、皮肤、泌尿道等处的感染和原发性腹膜炎等,其中尤以上呼吸道感染最为多见,占 50%以上。呼吸道感染中病毒感染常见。结核分枝杆菌感染亦应引起重视。另外肾病患儿的医院内感染不容忽视,以呼吸道感染和泌尿道感染最为多见,致病菌以条件致病菌为主。

2.电解质紊乱

常见的电解质紊乱有低钠、低钾、低钙血症。患儿可因不恰当长期禁盐或长期使用食盐代用品,过度使用利尿剂,以及感染、呕吐、腹泻等因素均可致低钠血症。在上述诱因下可出现厌食、乏力、懒言、嗜睡、血压下降甚至出现休克、抽搐等。

3.血栓形成

肾病综合征高凝状态易导致不同部位各种动脉、静脉血栓形成。①肾静脉血栓形成,表现为突发腰痛、出现血尿或血尿加重,少尿甚至发生肾衰竭。②下肢深静脉血栓形成,表现两侧肢体水肿程度差别固定,不随体位变化而变化。③皮肤突发紫斑并迅速扩大。④阴囊水肿呈紫色。⑤顽固性腹水。⑥下肢疼痛伴足背动脉消失等症状体征时,应考虑下肢动脉血栓形成。股动脉血栓形成是小儿肾病综合征并发的急症状态之一,如不及时进行溶栓治疗可导致肢端坏死而需截肢。⑦不明原因的咳嗽,咯血或呼吸困难而无肺部阳性体征时要警惕肺栓塞,其半数可无临床症状。⑧突发的偏瘫、面瘫、失语、或神志改变等神经系统症状在排除高血压脑病,颅内感染性疾病时要考虑脑栓塞的可能。血栓缓慢形成者其临床症状多不明显。

血栓形成的主要原因是肾病综合征时存在高凝状态,有以下几个原因。①肝脏合成凝血因子增多,形成高纤维蛋白血症。②血浆抗凝血物质浓度下降,特别是尿中丢失抗凝血酶Ⅲ过多。③血小板数量增多,黏附性和聚集率增加。④高脂血症时血流缓慢,血液黏稠度增高。⑤感染或血管壁损伤激活内源性凝血系统。⑥过多应用强有力的利尿剂使血容量减少、血液浓缩。⑦长期应用大剂量激素可促进高凝状态等。

4.肾小管功能障碍

肾病综合征时除了原有的肾小球基础病可引起肾小管功能损害外,由于大量尿蛋白的重吸收,可导致肾小管,主要是近曲小管功能损害。临床上可见肾性糖尿或氨基酸尿,严重者可呈范可尼综合征。

5.生长延迟

肾病患儿的生长延迟多见于频繁复发和长期接受大剂量糖皮质激素治疗的病例。但其发生机制错综复杂,不仅由蛋白质营养不良的影响所致,而且存在生长激素和胰岛素样生长因子基因表达受损。另外肾病本身也是生长障碍发生的重要因素,由于继发性营养不良和肾病本身所致肝脏和肾脏生长激素受体表达下降可引发生长激素抵抗。糖皮质激素治疗后生长激素抵抗加重是其生长障碍加剧的重要因素。研究还提示胰岛素水平和效应下降,甲状腺激素减少,促性腺激素减少等也可能是肾病时引发生长障碍的机制之一。

6.钙及维生素 D 代谢紊乱

肾病时血中维生素 D 结合蛋白由尿中丢失,体内维生素 D 不足,影响肠的钙吸收,并导致甲状旁腺功能亢进。临床表现为低钙血症、循环中维生素 D 不足、骨钙化不良。这些变化在生长期的小儿尤为突出。

7.低血容量

因血浆清蛋白低下、血浆胶体渗透压降低,故本征常有血容量不足,加之部分患儿长期不恰当忌盐,当有较急剧的体液丢失(如吐、泻,大剂量利尿剂应用,大量放腹水等)时即可出现程度不等的血容量不足的症状,如直立性低血压、肾前性氮质血症,甚至出现休克。

8.急性肾衰竭

部分肾病综合征患儿可并发急性肾衰竭。其原因为:①血容量不恰当地大量利尿致肾血液灌注不足,甚至可致肾小管坏死。②严重的肾间质水肿,肾小管被蛋白管型堵塞以致肾小囊及近曲小管内静水压力增高而肾小球滤过减少。③药物引起的肾小管间质病变。④并发双侧肾静脉血栓形成。

二、治疗

(一)一般治疗

1.休息

除水肿显著或并发感染,或有严重高血压外,一般不需要卧床休息。病情缓解后逐渐增加活动量。

2.饮食

显著水肿和严重高血压时应短期限制水、钠摄入,病情缓解后不必继续限盐。活动期患儿供盐 1～2 g/d,蛋白质摄入 1.5～2 g/(kg·d),以高生物效价的动物蛋白(乳、鱼、蛋、禽、牛肉等)为宜。在应用糖皮质激素过程中每天应给予维生素 D 400 U 及适量钙剂。

3.防治感染

肾病患儿与感染性疾病患儿分室收治。患儿避免受凉,不去人群拥挤的场所。

4.利尿

一般应用激素治疗后 7～14 天,多数患儿开始利尿消肿,可以不用利尿剂。对糖皮质激素耐药或未使用糖皮质激素而水肿较重伴尿少者可配合使用利尿剂,但需密切观察出入水量、体重变化及电解质紊乱。

5.对家属的教育

应使父母及患儿很好地了解肾病的有关知识,积极配合随访和治疗。

(二)激素治疗

1.糖皮质激素

初治病例诊断确定后应尽早选用泼尼松治疗。

（1）短程疗法：泼尼松 2 mg/（kg·d）（按身高标准体重，以下同），最大量为 60 mg/d，分次服用，共 4 周。4 周后不管效果如何，均改为泼尼松 1.5 mg/kg，隔天晨顿服，共 4 周。全疗程共 8 周，然后骤然停药。短程疗法易复发，国内少用。

（2）中、长程疗法：可用于各种类型的肾病综合征。先以泼尼松 2 mg/（kg·d），最大量为 60 mg/d，分次服用。若 4 周内尿蛋白转阴，则自转阴后至少巩固 2 周开始减量，以后改为隔天 2 mg/kg 早餐后顿服，继续用 4 周，以后每 2～4 周总量中减 2.5～5.0 mg，直至停药。疗程必须达 6 个月（中疗程法）。开始治疗后 4 周尿蛋白未转阴可继续服至尿蛋白阴转后 2 周，一般不超过 8 周。以后再改为隔天 2 mg/kg 早餐后顿服，继续用 4 周，以后每 2～4 周减量 1 次，直至停药，疗程 9 个月（长程疗法）。

2.复发和糖皮质激素依赖型肾病的其他激素治疗

（1）非频复发肾病的治疗：①积极寻找复发诱因，积极控制感染，部分患儿控制感染后可自发缓解。②调整糖皮质激素的剂量和疗程：糖皮质激素治疗后或在减量过程中复发者，原则上再次恢复到初始治疗剂量或疗效剂量，或改隔天疗法为每天疗法，或将激素减量的速度放慢，延长疗程。

（2）频复发、糖皮质激素依赖及激素耐药性肾病的治疗。①调整糖皮质激素的剂量和疗程：根据患儿复发的病史，摸索能维持缓解的隔日剂量，长期维持至少 6 个月。②更换糖皮质激素制剂：对泼尼松疗效较差的病例。可换用其他糖皮质激素制剂，如曲安西龙等。③改善肾上腺皮质功能：对于激素依赖性肾病综合征患儿，每次激素减量前给予促肾上腺皮质激素 0.4 U/（kg·d）（总量不超过 25 U）静脉滴注 3～5 天，然后激素减量，再用 1 次促肾上腺皮质激素以防复发。④甲泼尼龙冲击治疗：慎用，宜根据肾脏的病理改变进行选择。甲泼尼龙冲击疗法，冲击前需将血压控制好，矫正低钾血症，心电图基本正常。冲击时应进行心电监测。冲击间隔及冲击后给足量泼尼松治疗。不良反应：高血压，水、钠潴留，感染，消化道出血，心律不齐，头疼等。⑤肾脏穿刺术明确病理类型并加用免疫抑制剂。

3.激素治疗的不良反应

长期超生理剂量使用糖皮质激素可见以下不良反应。①代谢紊乱：可出现明显的库欣综合征面貌、肌肉萎缩无力、伤口愈合不良、蛋白质营养不良、高血糖、尿糖、水、钠潴留、高血压、尿中失钾、高尿钙和骨质疏松。②消化性溃疡和精神欣快感、兴奋、失眠，甚至呈精神病、癫痫发作等；还可发生白内障、无菌性股骨头坏死、高凝状态、生长停滞等。③易发生感染或诱发结核活动。④急性肾上腺皮质功能不全、戒断综合征。

(三)免疫抑制剂

免疫抑制剂主要用于肾病综合征频繁复发,糖皮质激素依赖、耐药或出现严重不良反应者。在小剂量糖皮质激素隔天使用的同时可选用下列免疫抑制剂。

1.环磷酰胺

剂量为 $10\sim12$ mg/(kg·d),加入 5%葡萄糖盐水 $100\sim200$ mL 内静脉滴注1~2小时,连续 2 天为 1 疗程。用药日嘱患儿多饮水,每 2 周重复 1 个疗程,累积量 $150\sim200$ mg/kg。不良反应有白细胞计数减少、秃发、肝功能损害、出血性膀胱炎等,少数可发生肺纤维化。注意远期性腺损害。病情需要者可小剂量、短疗程、间断用药,避免青春期前和青春期用药。

2.其他免疫抑制剂

环孢素:$4\sim6$ mg/(kg·d),调整剂量使血药谷浓度维持在 $80\sim120$ ng/mL,疗程1~2年,可根据患儿需要选用硫唑嘌呤、霉酚酸酯、他克莫司、利妥昔单抗等。

(四)抗凝及纤溶药物疗法

由于肾病往往存在高凝状态和纤溶障碍,易并发血栓形成,需加用抗凝和溶栓治疗。

(1)肝素:剂量为 1 mg/(kg·d),加入 10%葡萄糖 $50\sim100$ mL 中静脉滴注,每天 1 次,2~4周为 1 个疗程。亦可选用低分子肝素。病情好转后改口服抗凝药维持治疗。

(2)尿激酶:有直接激活纤溶酶溶解血栓的作用。一般剂量为 $30\,000\sim60\,000$ U/d,加入 10%葡萄糖液 $100\sim200$ mL 中静脉滴注,1~2周为 1 个疗程。

(3)口服抗凝药:双嘧达莫 $5\sim10$ mg/(kg·d),分 3 次饭后服,6 个月为 1 个疗程。

(五)免疫调节剂

一般作为糖皮质激素的辅助治疗,适用于常伴感染、频繁复发或糖皮质激素依赖者。

(六)血管紧张素转换酶抑制剂

对改善肾小球局部血流动力学、减少尿蛋白、延缓肾小球硬化有良好的作用。尤适用于伴有高血压的肾病综合征。常用制剂有卡托普利、依那普利、福辛普利等。

第四节　预防与预后

一、预防

保证患儿有充足的睡眠,调整饮食,以低盐饮食为主,积极预防感染。

(一)心理调护

对患儿及家长进行健康教育,很多家长对激素类药物治疗有很强烈的排斥心理,认为不良反应大,且疾病周期久,需要长期服用,这给患儿或者家属带来一定的困惑,家属也容易产生焦虑和紧张等情绪。所以,对患儿家属进行充分的心理沟通,积极进行健康宣教,具有重要的意义,让患儿家属消除心中的顾虑,认识到激素类药物治疗的必要性和重要性,并且停药对患儿的危害很大,帮助树立信心,能正确辨识。

(二)饮食调护

营养不良可能会导致病情加重,增加病情复发风险,合理膳食可改善营养不良,避免贫血等事件发生,医护人员主动为家长讲述疾病相关知识及饮食的重要影响,提高其认知,严格限制盐分摄入,维持水、电解质平衡,饮食保证低蛋白、清淡易消化,针对生长迟缓、营养不良者,可适当增加蛋白质摄入,如鱼类、牛奶等,鼓励、督促患儿多吃蔬菜水果,增加维生素的摄入。

(三)用药调护

针对长期应用激素者,加强知识普及工作,告知家长可能会出现的不良反应,引导其提前做好心理准备,避免不良心理应激,此类药物可能会诱发伤口愈合不良、骨质疏松、肌肉萎缩等现象,一方面增加维生素的摄入,另一方面尽可能避免摔伤等意外事件,一般出现食欲不振、呕吐等不良反应,应立即就诊,勿自行医治,严格遵医嘱,按时按量使用药物,不得擅自停药、减药。

(四)感染预防

确保室内干净整洁,定期通风,加强皮肤、口腔护理,保持个人卫生,每天更换贴身衣物,防止感染发生,定期更换床上用品,控制患儿活动量,避免尿蛋白反复发作,尽量回避人多的公共场所,注意防寒保暖,留意天气变化,尤其是季节交替时期,一旦出现发热等异常,立即就医。

二、预后

半个世纪来,激素和免疫抑制药相继问世,小儿肾病综合征的预后转归有了显著好转。一般来说,微小病变型肾病和轻度系膜增生性肾小球肾炎的预后好。微小病变型肾病部分患儿可自行缓解,治疗缓解率高,但缓解后易复发。早期膜性肾病仍有较高的治疗缓解率,晚期虽难以达到治疗缓解,但病情多数进展缓慢,发生肾衰竭较晚。影响局灶性节段性肾小球硬化预后的最主要因素是尿蛋白程度和对治疗的反应,自然病程中非肾病综合征患儿 10 年肾存活率为 90%,肾病综合征患儿为 50%,而肾病综合征对激素治疗缓解者 10 年肾存活率达 90% 以上,无效者仅为 40%。

临床因素也是影响肾病综合征预后的重要方面,大量蛋白尿、高血压和高脂血症均可促进肾小球硬化,上述因素如长期得不到控制,则成为预后不良的重要因素。此外,存在反复感染、血栓栓塞并发症者常影响预后。

第三章

泌尿道感染

泌尿道感染是指病原体直接侵入尿路,在尿液中生长繁殖,并侵犯尿道黏膜或组织而引起损伤。感染可累及上、下泌尿道,分别为肾盂肾炎和膀胱炎,统称为泌尿道感染。泌尿道感染是小儿常见的感染性疾病,其重要性在于它常合并膀胱输尿管反流(vesicoureteric reflux,VUR)等先天性尿路畸形(20%～40%),且易反复,导致肾瘢痕形成。这些因素可能导致成人后发生高血压和终末肾衰竭,因此要及时诊断和治疗所有的泌尿道感染患儿,寻找其潜在的畸形,预防复发及肾瘢痕形成,改善预后。临床上可分为以下几种类型。

上、下泌尿道感染包括肾盂肾炎和膀胱炎。肾盂肾炎(上泌尿道感染):指侵犯肾实质和肾盂的感染,表现为发热(体温>38 ℃)、腰痛;年幼儿可表现为食欲缺乏、生长落后、嗜睡、易激惹、呕吐或腹泻等全身症状。膀胱炎(下泌尿道感染)是仅限于膀胱的感染,可表现为尿频、尿急、尿痛、恶臭尿液、尿失禁、血尿和耻骨上区疼痛。

初次或复发性泌尿道感染:①初次泌尿道感染为首次发生泌尿道感染。②复发性泌尿道感染为泌尿道感染发作2次及以上,且均为急性肾盂肾炎;或1次急性肾盂肾炎且伴有1次及以上的下泌尿道感染;或3次及以上的下泌尿道感染。

无症状性菌尿:指尿路病原菌在尿道定植而不引起尿路症状;对于菌尿显著者,可能存在无症状白细胞尿。

单纯性泌尿道感染和难治性泌尿道感染:单纯性泌尿道感染指上、下尿路的形态和功能正常,肾功能及免疫系统正常的泌尿道感染。难治性泌尿道感染则指伴有泌尿道结构或功能异常的泌尿道感染。

第一节　病因与发病机制

一、病因

(一)小儿生理解剖特点

小儿输尿管长,且弯曲,管壁弹力纤维发育不全,易于扩张及尿潴留,易患泌尿道感染;尿道内或尿道外口周围异常,如小儿包茎、包皮过长、包皮粘连等均可使尿道内及尿道外口周围隐藏大量细菌而增加泌尿道感染的机会。

(二)泌尿系统畸形、尿路梗阻

尿路梗阻、扩张,允许细菌通过尿道外口并移行进入泌尿道,另一方面由于梗阻、扩张使其泌尿道腔内压增高,导致黏膜缺血,破坏了抵抗细菌入侵的屏障,诱发泌尿道感染的危险性升高。常见疾病有肾积水,巨输尿管症,输尿管囊肿,输尿管异位开口,尿道瓣膜,尿道憩室、结石、异物、损伤,瘢痕尿道狭窄,神经源性膀胱等。

(三)原发性膀胱输尿管反流

正常情况下,膀胱输尿管交界部的功能是在排尿时完全阻止膀胱内尿液上行反流至肾脏。而当存在膀胱输尿管反流时,尿流从膀胱反流入输尿管、肾盂及肾盏,这可能使输尿管口扩张,并向外移位,同时造成膀胱动力不完全,使有菌尿液经输尿管达肾脏而引起感染。有文献报道,约半数泌尿道感染患儿存在膀胱输尿管反流。因为 VUR 为细菌进入肾脏提供了有效的通路,且低毒力的菌株也可造成肾内感染。

(四)排尿功能异常

关于膀胱充盈和排空的数学模型表明,细菌倍增时间少于 50 分钟的菌株不需黏附于尿路上皮即可在尿流中保持较高的浓度。排尿功能异常的患儿(如尿道狭窄或神经源性膀胱等)排尿时间延长,膀胱内压增高或残余尿量增多均有利于细菌稳定增殖,甚至可导致非尿路致病菌引起严重的泌尿道感染。

(五)便秘和大便失禁

便秘和大便失禁均可使肠道共生菌滞留于尿道外口时间延长,大肠埃希菌黏附于尿道口时使尿道上皮受内毒素作用,尿道张力下降,蠕动能力减弱,尿液潴留易发生逆行感染。有研究表明控制便秘可降低复发性泌尿道感染的发生率。

(六)医疗器械

在行导尿或尿道扩张时可能把细菌带入后尿道和膀胱,同时可能造成不同程度的尿路黏膜损伤,而易发泌尿道感染。有文献报道留置导尿管一天,感染率约50%,3天以上则可达90%以上。在进行膀胱镜检查、逆行尿路造影或排尿性膀胱、尿道造影时,同样易引起泌尿道感染,应严格掌握其适应证。

另外全身抵抗力下降,如小儿营养不良,恶性肿瘤进行化学药物治疗(简称化疗)或应用免疫抑制剂及激素的病儿,也易发生泌尿道感染。

二、发病机制

泌尿道感染主要是由细菌所致,在致病菌中许多属于条件致病菌。尿道是与外界相通的腔道。由于尿道具有防御能力,从而使尿道与细菌、细菌与细菌之间保持平衡状态,通常不引起泌尿道感染。当人体的防御功能被破坏,或细菌的致病力很强时,就容易发生尿路的上行性感染。一般认为,泌尿道感染的发生取决于细菌的致病力和机体的防御功能2个方面。在疾病的进程中,又与机体的免疫反应有关。

(一)病原菌的致病力

在泌尿道感染中,最常见的病菌为大肠埃希菌。近年来对大肠埃希菌及其致病力的研究也较多,认为大肠埃希菌的表面抗原特征与其致病力有关,特别是细胞壁O抗原,已知O血清型者,如O1、O2、O4、O6、O7、O75与小儿泌尿道感染有关。也有学者发现,从无症状菌尿者分离出大肠埃希菌与粪便中的大肠埃希菌相同,而来自有症状菌尿大肠埃希菌株与粪便中分离出来的不同,因此提示大肠埃希菌O抗原的血清型与其致病力有关。细菌入侵尿路能否引起感染,与细菌黏附于尿路黏膜的能力有关。致病菌的这种黏着能力是靠菌毛来完成。大多数革兰阴性菌均有菌毛。菌毛尖端为糖被膜,其产生黏附素与上皮细胞受体结合。根据受体对黏附素蛋白的特异性,菌毛分为Ⅰ型及P型。有学者报道,在小儿肾盂肾炎发作时分离出32株中,81%为P型菌毛,在97个泌尿道感染小儿和82个健康小儿粪便中分离出的大肠埃希菌。他们发现有P菌毛者分别引起急性肾盂肾炎的大肠埃希菌中为90%,引起急性膀胱炎者中为19%,引起无症状菌尿者为14%,而健康儿中仅为7%。上述数据表明,有P型菌毛的大肠埃希菌是肾盂肾炎的主要致病菌。另外,具有黏附能力的带菌毛的细菌,还能产生溶血素、抗血清等,这些都是细菌毒力的表现。

下泌尿道感染通常为Ⅰ型菌毛细菌所引起,在有利于细菌的条件下可引起肾盂肾炎,有P型菌毛的大肠埃希菌则为肾盂肾炎的主要致病菌。细菌一旦黏着于尿路黏膜后即可定居、繁殖,继而侵袭组织而形成感染。

除上述菌毛作为细菌的毒力因素之外,机体尿路上皮细胞受体密度多少亦为发病的重要环节,在感染多次反复发作的患儿菌毛受体的密度皆较高。具有黏附能力的带菌毛的细菌,往往能产生溶血素、抗血清等,这些皆为细菌毒力的表现。

在肾盂肾炎发病过程中,尚有一因素值得提出,即细菌侵入输尿管后,输尿管的蠕动即受到影响,因为带有P型及抗甘露糖菌毛的细菌常有含脂肪聚糖的内毒素,有抑制蠕动的作用。输尿管蠕动减低,于是发生功能性梗阻,这种情况,肾盂内压力即使不如有机械性梗阻时那样高亦可使肾盂乳头变形,细菌即可通过肾内逆流而侵入肾小管上皮。用超显微镜观察肾小管,还可见带菌毛的细菌黏附于肾小管细胞膜上,并可见到菌毛的受体。

(二)机体的防御功能

细菌进入膀胱后,大多数是不能发生泌尿道感染的。是否发生泌尿道感染,则与机体的防御能力及细菌的致病力有关。健康人的膀胱尿液是无菌的,尽管前尿道及尿道口有大量的细菌寄居,且可上行至膀胱,但上行至膀胱的细菌能很快被消除。一般认为,尿路的防御功能主要有如下几个方面。

(1)排尿:在无尿路梗阻时,排尿可清除绝大部分细菌,膀胱能够完全排空,则细菌也难于在尿路中停留,尿路各部分的正常的神经支配、协调和有效的排尿活动具有重要的防止感染作用。肾脏不停地分泌尿液,由输尿管流入膀胱,在膀胱中起到冲洗和稀释细菌的作用。通过膀胱周期性排尿的生理活动,可将接种于尿路的细菌机械性地"冲洗"出去,从而防止或减少感染的机会。动物实验观察结果认为这是一相当有效的机制。

(2)较为重要的防御机制是尿路黏膜具有抵制细菌黏附的能力,动物实验表明:尿路上皮细胞可能分泌黏蛋白,如氨基葡萄糖聚糖、糖蛋白、黏多糖等,皆有抗细菌黏着作用。

(3)有动物实验证明:膀胱黏膜具有杀菌能力,膀胱可分泌抑制致病菌的有机酸、IgG、IgA等,并通过吞噬细胞的作用来杀菌。

(4)尿pH低、含高浓度尿素和有机酸、尿液过分低张和高张等因素均不利于细菌的生长。

(5)如果细菌仍不能被清除,膀胱黏膜可分泌抗体,以对抗细菌入侵。

(三)免疫反应

在泌尿道感染的病程中,一旦细菌侵入尿路,机体即有免疫反应。无论是局部的或是全身的,这些反应与身体其他部位的免疫反应相同。尿内经常可以发现 IgG 及 IgA。有症状的患儿尿中 IgG 较低,而无症状的菌尿患儿尿中 IgG 则较高。IgG 是由膀胱及尿道壁的浆细胞分泌的免疫球蛋白,能使光滑型菌族转变为粗糙型,后者毒力较低。此外,补体的激活可使细菌溶解。上述非特异性免疫反应皆为细菌黏着造成障碍。若感染时期较长,患儿机体则可产生特异性免疫蛋白。球蛋白及补体的活动皆可促进巨噬细胞及中性粒细胞的调理素作用及吞噬功能。但吞噬过程中,吞噬细胞释放的过氧化物对四周组织有毒性作用,所以吞噬细胞肃清细菌的过程亦对机体有伤害作用,尤其是对肾组织的损害。在动物实验性肾盂肾炎中,过氧化物催化酶能保护肾组织不致有过氧化物中毒。有关实验研究表明,人体这种免疫反应对细菌的血行性和上行性感染有防御作用。

第二节　诊断与鉴别诊断

一、诊断

(一)实验诊断

1.尿常规检查

清洁中段尿沉渣中白细胞≥5 个/HP 应考虑可能为泌尿道感染,血尿也很常见,如白细胞成堆、白细胞管型、蛋白尿及晨尿的比重和渗透压减低则诊断价值更大,后两者更说明肾脏受累。80%~90%症状性泌尿道感染有白细胞尿,但仅检出白细胞或未检出白细胞都不足以诊断或完全排除泌尿道感染。

2.其他

血清中性粒细胞计数、红细胞沉降率、C 反应蛋白升高提示急性肾盂肾炎,但特异性较低;血清降钙素原水平非常高提示上泌尿道感染。有研究对 831 名急性肾盂肾炎和 651 名急性膀胱炎患儿的 18 项荟萃分析发现,血清降钙素原为100 ng/L对鉴别上、下泌尿道感染有较好的诊断价值。

尿中性粒细胞明胶酶相关脂钙蛋白是近年来研究发现的检测泌尿道感染的敏

感指标,在鉴别儿童急性肾盂肾炎方面已有结论,其敏感性为 93%~96%,特异性为 95%~100%,明显高于其他实验室检查指标,还可用于监测泌尿道感染治疗的反应。

(二)其他检查

对检测泌尿道感染患儿尿路结构异常及肾实质损害常用的影像学检查有排泄性膀胱尿路造影(voiding cystourethrography,VCUG)及 ^{99m}Tc-二巯基丁二酸(^{99m}Tc-dimercaptosuccinic acid,DMSA)肾静态显像等。

(1)排泄性膀胱尿路造影:VUR 是婴幼儿首次发热性泌尿道感染最为常见的尿路畸形,而 VCUG 是 VUR 的首选筛查试验,它可准确地对 VUR 进行分级,识别后尿道瓣膜、输尿管囊肿、梗阻性泌尿系统疾病,以及尿道、输尿管和膀胱的其他异常(如膀胱憩室或小梁)。但 VCUG 具有侵入性,费用昂贵,并有使患儿暴露于辐射的不足,所以对于 VCUG 的使用未能达成一致。美国儿科协会指南建议,首次发热性泌尿道感染不应常规进行 VCUG,但如泌尿系统 B 超显示肾积水、瘢痕形成,提示重度 VUR 或梗阻性泌尿系统疾病,则应行 VCUG。相反,EAU 指南建议对于 1 岁以下的婴儿,应行 VCUG 排除 VUR,此外还建议对 1 岁以上的女童采取类似的方法,但不适用于该年龄段以上的男童。我国 2016 年泌尿道感染指南建议仅在泌尿系统 B 超异常或在第 2 次发热性泌尿道感染之后进一步行 VCUG,且应在泌尿道感染治疗结束后进行 VCUG。直接放射性核素膀胱造影术检测 VUR 的灵敏度与 VCUG 相当或更高,放射强度比 VCUG 小得多,但由于其可操作性低,同时也不能提供男性尿道的解剖学细节,所以其应用度更低,但它可能是女性患儿的首选方法。

(2)DMSA:DMSA 通过肾脏对同位素摄取减少显示肾脏是否形成肾瘢痕,以及肾实质是否受损,但其也依赖该项检查操作时间的长短。此外,DMSA 肾静态显像可以发现大多数(>70%)中到重度的 VUR 患儿,其中有 15% 泌尿道感染患儿在后续的 DMSA 肾静态显像中会有肾脏瘢痕形成,但由于其辐射所造成的危害及费用均较高,且较多地域并未普及,通常不推荐作为常规检查。美国儿科协会中不建议将 DMSA 作为首次发热性泌尿道感染的初始检查;英国国家卫生与临床优化研究所指南建议 3 岁以下患儿在非典型泌尿道感染后4~6个月进行 DMSA 肾静态显像,对任何年龄复发性泌尿道感染患儿可进行 DMSA 肾脏扫描。有研究者建议对复发性泌尿道感染婴幼儿,常规 DMSA 肾静态显像可以避免 VCUG。

（三）诊断标准

美国儿科学会推荐小儿泌尿道感染诊断标准为：尿液分析提示有感染（白细胞尿和/或菌尿）和插管或耻骨上联合穿刺尿培养菌落计数 50 000 CFU/mL。在国内小儿泌尿道感染诊断标准通常为：清洁中段尿沉渣镜检白细胞≥5 个/HP 或尿液细菌培养菌落数≥1×10⁵ CFU/mL。大多数情况下，两者缺一不可，以减少无症状菌尿或污染标本所引起的过度诊断的可能性。

二、鉴别诊断

（一）急性肾小球肾炎

初期可有轻微尿路刺激症状，尿常规检查中红细胞增多，有少数白细胞，但多有管型及蛋白尿，且多伴水肿、高血压及尿培养阴性有助鉴别。

（二）肾结核

多见于年长儿，有结核接触史及结核感染中毒症状，结核菌素试验阳性。如病变累及膀胱可出现血尿、脓尿及尿路刺激症状，尿液中可查到结核分枝杆菌，静脉肾盂造影可见肾盂肾盏出现破坏性病变。

（三）高钙尿症

可表现有尿频、脓尿等，但尿钙/尿肌酐>0.20，24 小时尿钙>4 mg/kg 及尿培养阴性有助鉴别。

（四）急性尿道综合征

临床上表现为尿频、尿急、排尿困难等尿路刺激症状，但清洁中段尿培养无菌生长或为无意义性菌尿。病因不明，目前认为是尿道周围腺体炎症所致。也有学者认为与病毒、支原体、寄生虫感染尿道有关，临床上鉴别主要依赖于多次尿培养结果。

第三节 临床表现与治疗

一、临床表现

（一）症状

一般年龄越小，症状越不典型。症状在不同年龄段之间存在较大差异，需给予高度关注，不仅要对具有下述临床表现的患儿进行尿液检查，还要对不明原因发热的患儿进行尿液检查。

(1)<3月龄婴幼儿的临床症状可包括发热、呕吐、哭吵、嗜睡、喂养困难、发育落后、黄疸、血尿或脓尿等;新生儿期多以全身症状为主,如发热、吃奶差、面色苍白、呕吐、腹泻、腹胀等非特异性表现。还可有生长发育停滞、体重增长缓慢,甚至惊厥、嗜睡等,黄疸可能是新生儿泌尿道感染的早期表现。一般局部泌尿系统症状不明显,据报道第1周内的发热新生儿中13.6%有泌尿道感染。因此要提高警惕,对原因不明的发热应及早做尿常规及血、尿培养以明确诊断。

(2)≥3月龄儿童的临床症状可包括:发热、食欲缺乏、腹痛呕吐、腰酸、尿频、排尿困难、血尿、脓尿、尿液混浊等。因症状不典型,需要高度警惕,对排尿时哭闹、顽固性尿布疹、尿味难闻、腹痛、血尿等应想到本病,对所有不明原因发热的婴幼儿都要及时进行尿液检查。

(3)儿童期症状相对明显。下泌尿道感染时多仅表现为尿频、尿急、尿痛等尿路刺激症状,有时可有终末血尿及遗尿,可诉腹部或耻骨上疼痛,而全身症状多不明显。上泌尿道感染时全身症状多较明显,表现为发热、寒战、全身不适及呕吐、腹泻,可伴腰痛及肾区叩击痛,可同时伴有排尿刺激症状。部分患儿可有血尿,但蛋白尿和水肿多不明显,一般不影响肾功能。急性局灶细菌性肾炎是严重的肾盂肾炎表现,表现为胁肋部痛、发热,病情快速恶化进入脓毒血症状态。

(4)小儿泌尿道感染分为首次发作及复发。反复发作患儿可表现为间歇性发热、腰酸、乏力、消瘦及肾功能受损甚至慢性肾衰竭表现,如进行性贫血、夜尿增多等。局部尿路刺激症状可无或间歇出现,脓尿及细菌尿可有或不明显。患儿多合并尿反流或先天性尿路结构异常,如能早期矫治可减少肾损害。

(二)并发症

小儿的病灶性肾瘢痕多与膀胱、输尿管反流及菌尿联合作用有关,由于膀胱输尿管反流与菌尿的联合作用,则发生局灶性肾瘢痕,称之为反流性肾病,而区别于其他原因所致瘢痕。肾瘢痕的形成与尿肾内反流、反流压力、宿主抗感染的免疫力及个体差异有关。若反流越重,发生肾瘢痕及相应肾功能障碍的机会越多。其发病机制目前仍未完全阐明,尿液反流引起的肾损害可能与下列因素有关。

(1)菌尿膀胱输尿管反流,可能是导致瘢痕形成的重要因素,肾内反流使得致病微生物得以进入肾实质引起炎症反应。动物实验证明在无菌条件下,膀胱输尿管反流对肾脏的生长及肾功能无影响,故认为膀胱输尿管反流及肾内反流必须有菌尿才会产生肾瘢痕。

(2)尿流动力学改变,膀胱输尿管反流并不一定有肾内反流,在膀胱充盈或

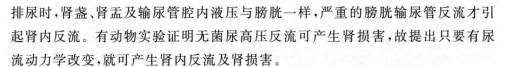

排尿时,肾盏、肾盂及输尿管腔内液压与膀胱一样,严重的膀胱输尿管反流才引起肾内反流。有动物实验证明无菌尿高压反流可产生肾损害,故提出只要有尿流动力学改变,就可产生肾内反流及肾损害。

(3)免疫损害。有文献报道反流使尿液逆流至肾盂、肾盏,产生高压而致肾小管破裂、尿液外溢,产生糖蛋白进入肾间质造成免疫反应或化学刺激,引起间质性肾炎。临床上有部分病例只有一侧反流,但对侧肾也发生病变,从而证明免疫反应参与反流性肾病。

二、治疗

如果患儿有明确的尿液检查异常,泌尿道感染的诊断即可初步建立,在进一步取得尿液细菌学培养结果的同时可以开始临床抗菌药物治疗。欧洲指南认为发热性泌尿道感染的患儿,应尽早开始抗生素治疗,以减少肾实质受累和肾瘢痕形成的风险。治疗原则:积极控制感染,防止复发,去除诱因,尽可能减少肾脏损害。

(一)一般治疗

急性感染时应卧床休息,多饮水,勤排尿,减少细菌在膀胱内停留的时间,女孩还应注意外阴部清洁,鼓励患儿进食以补充营养,并注意改善便秘。

(二)抗生素治疗

快速诊断和早期有效的抗菌药物治疗最重要。

1.药物选择

(1)根据感染部位:上泌尿道感染应选择血浓度高的药物,下泌尿道感染选择尿浓度高的药物如呋喃类,总体来说药物在肾组织、尿液、血液中都应有较高的浓度。

(2)初始根据本地区抗生素耐药情况选择,经验性用药,待尿培养及药敏试验结果回报后调整用药。

(3)选择对肾损害小的药物。

(4)根据疗效调整:如治疗 48 小时症状仍不见好转或菌尿持续存在,可能细菌对所用药物耐药,应及早调整,必要时可两种药物联合应用。

(5)选用抗菌能力强,抗菌谱广的药物,避免使细菌产生耐药菌株。

(6)若药敏试验结果未回报,对急性肾盂肾炎推荐使用二代以上头孢菌素、氨苄青霉素-棒酸盐复合物。

2.给药方式

如果患儿病情较轻,无明显脱水表现,依从性好,开始可给予口服用药,但如果患儿对治疗反应差或出现复杂情况,必须给予静脉治疗。如果患儿病情严重伴呕吐及明显脱水或口服药物困难,应立即给予静脉抗生素治疗,待一般状态改善后转为口服治疗。随机对照研究表明:儿童肾盂肾炎治疗中,口服用药10天、静脉给药3天再改为口服7天、静脉用药3～4天再转为口服给药与7～14天完全静脉给药,肾瘢痕的风险无差异。因此,建议不必长期静脉点滴。

3.常用药物

经验性用药可选用对革兰阴性菌效果好的药物。①磺胺类药物对大多数大肠埃希菌有较强的抑菌作用,尿中溶解度高,不易产生耐药性,价格便宜,如磺胺甲噁唑,多与增效剂甲氧苄啶联合作为复方磺胺甲噁唑应用,但需注意2月龄以下禁用。剂量:甲氧苄啶4～6 mg/(kg·d),分2次口服,磺胺甲噁唑20～30 mg/(kg·d),每天分2次口服。注意多饮水防止尿中形成结晶,肾功能不全时慎用。②呋喃妥因抑菌范围广,对大肠埃希菌效果显著,不易产生耐药性。剂量为5～7 mg/(kg·d),分4次口服,易致胃肠反应,宜饭后服用。③青霉素类和头孢类抗生素均有较好的抗菌作用,常用于泌尿道感染的治疗。如口服药:阿莫西林/克拉维酸钾20～40 mg/(kg·d),每天分3次;头孢克肟3～6 mg/(kg·d),每天分2次;头孢克洛20～40 mg/(kg·d),分3次,一天总量不超过1 g;头孢泊肟10 mg/(kg·d),分2次;头孢丙烯30 mg/(kg·d),每天分2次;头孢氨苄50～100 mg/(kg·d),每天分4次。头孢呋辛酯20～30 mg/(kg·d),每天分2～3次。静脉用药:头孢曲松75 mg/(kg·d),每24小时;头孢噻肟150 mg/(kg·d),分次每6～8小时;头孢他啶100～150 mg/(kg·d),分次每8～12小时;哌拉西林(氧哌嗪青霉素)300 mg/(kg·d),分次每6～8小时等。④氨基糖苷类抗生素因其肾毒性较大,且对听力也有不良影响,使用时应慎重。当必须用时,建议监测血药浓度来调整药物剂量。⑤诺氟沙星(喹诺酮类广谱抗生素),对革兰阴性菌,革兰阳性菌均有较强的抗菌作用,可以作为治疗严重感染的二线药物。剂量为5～10 mg/(kg·d),分3～4次口服。因其可能导致软骨的损伤,故一般不用于幼儿。近年来国内外均有报道,在泌尿道感染中出现较高水平的氨苄西林、甲氧苄啶、磺胺甲噁唑的耐药情况,因此需依照当地药物耐药情况选择用药,并及时调整用药。

4.治疗疗程

(1)急性肾盂肾炎抗生素治疗:≤3月龄时,疗程为全程静脉敏感抗菌药物10～14天;＞3月龄时,若患儿有中毒、脱水等症状或不能耐受口服抗菌药物治疗,可静脉使用敏感抗菌药物治疗2～4天后改用口服敏感抗菌药物治疗,总疗程 10～14 天。如影像学相关检查尚未完成,在足量抗菌药物治疗疗程结束后仍需继续予以小剂量(1/3～1/4 治疗量)的抗菌药物口服治疗,直至影像学检查显示无 VUR 等尿路畸形。

(2)急性膀胱炎抗生素治疗:以往经典的治疗方案为口服抗生素治疗 7～14 天(标准疗程),而研究表明短疗程与标准疗程治疗相比,两组在临床症状持续时间、菌尿持续时间、泌尿道感染复发、药物依从性和耐药发生率方面均无明显差别,故推荐口服抗菌药物治疗 2～4 天(短疗程)。国外指南同样认为 3 个月以上无并发症的膀胱炎患儿,只需口服抗生素至少 3 天。美国儿科学会建议泌尿道感染最少治疗时间为 7 天。

(3)无症状菌尿:单纯无症状性菌尿一般不需治疗,但若合并尿路梗阻、VUR 等泌尿道畸形,或既往感染使肾脏形成瘢痕者,应选用敏感抗生素治疗 7～14 天,再用小剂量抗生素长期使用,直到泌尿道梗阻等诱因被矫治为止。

在抗菌药物治疗泌尿道感染 48 小时后需评估治疗效果,包括临床症状、尿检指标等。若抗菌药物治疗 48 小时后未能达到预期的治疗效果,需要重新留取尿液进行尿培养细菌学检查,并及时根据需要调整用药。再次感染者:①不经常再发者,再发后按急性处理;②反复再发者,急性症状控制后考虑使用预防性抗生素治疗。如果患儿在接受预防性抗菌药物治疗期间出现了泌尿道感染,需换用其他抗菌药物而非增加原抗菌药物剂量。预防用药期间,选择敏感抗菌药物治疗剂量的1/3 睡前顿服,首选呋喃妥因或磺胺甲噁唑。若小婴儿服用呋喃妥因伴随消化道不良反应剧烈者,可选择阿莫西林克拉维酸钾或头孢克洛类药物口服。疗程可持续 3～4 个月。反复多次感染或肾实质已有不同损害者,疗程可能更长。

(三)积极预防肾瘢痕形成及进展

(1)及时诊断和治疗泌尿道感染,并给予适当的抗生素疗程,防止其反复。治疗延误已证明是肾盂肾炎的肾瘢痕形成中主要的危险因素,故应在经验基础上尽早开始抗生素治疗,根据尿培养结果再进行调整。并指导患儿父母,确保在以后的反复感染时,也能被迅速发现和及时治疗,从而减少肾损害的风险。

(2)重视小儿泌尿道感染后的实验室检查,及时发现尿路的异常,如 VUR 和膀胱功能紊乱等,并给予正确的治疗。

(3)预防性抗生素应用:首次发生的泌尿道感染不推荐常规使用预防性抗菌药物;但对于高风险的儿童,如有高级别 VUR 以及原因不明的泌尿道感染复发者,仍提倡预防性应用抗生素,可减少泌尿道感染的反复发作。预防性抗菌药物治疗对于预防肾瘢痕形成是否有效尚需更多的研究。

第四节　预防与预后

一、预防

(1)注意孩子个人卫生,勤换尿布。要掌握孩子隐私部位的正确护理方法。①给孩子使用单独的毛巾、浴盆,并经常消毒。②在给孩子擦拭大便时,应由前向后擦,避免将大便污染到孩子的外阴,大便后要用温水将孩子外阴及肛门洗净。③女孩子清洗外阴时,要将大阴唇分开,把小阴唇外侧分泌物洗净。男孩子,未满 6 个月时,不要尝试将包皮向后翻过阴茎头,满 6 个月以后,可在清洗其阴茎时开始轻柔后翻包皮至其能自然到达的位置,轻轻清洗并使其干燥后,使其回到其正常位置,以覆盖阴茎头。最好用水温 36 ℃左右的清水,不要用肥皂,因为碱性环境不利于抵御细菌。④在护理外阴前,一定要洗净双手,给孩子勤换尿布以防止尿布疹。

(2)尽量不给孩子穿开裆裤或者孩子坐地玩耍。保持儿童臀部、外阴部透气。纸尿裤及时更换。

(3)孩子抵抗力差,尽量不带孩子去公共浴室泡澡或使用公共毛巾,避免交叉感染,婴儿所用毛巾和盆应与大人分开,大人小孩衣物应分开洗。

(4)家长平时要让孩子养成多喝水的习惯、督促孩子勤换内裤,避免感染。

(5)多吃蔬菜和水果,饮食忌辛辣。鼓励患儿进食,要有足够的蛋白质和维生素。

二、预后

小儿泌尿道感染预后比成人差,是造成反流性肾病和终末期肾病的重要原因。儿童急性泌尿道感染,经治疗后症状及尿菌常在数天内消失。但约 50% 发生复发或再感染,多伴尿路结构异常,其中膀胱输尿管反流占 35%～40%。约 30% 的反流患儿形成肾脏瘢痕,而有肾脏瘢痕的患儿几乎全有反流。泌尿道感染患儿中 12.5%～25% 最终形成肾脏瘢痕。泌尿道感染对男孩的影响尤大,女孩在第一次泌尿道感染后肾脏瘢痕形成率为 5%,男孩则为 10%～15%;在学龄前儿童中最易形成肾脏瘢痕,10 岁以上明显降低。肾脏瘢痕使肾生长不良,即使日后反流被矫正,仍有 10% 最终发展成终末期肾病。如早期发现,及时、正确治疗(长疗程、低剂量治疗),可使 80% 单侧、40% 双侧膀胱输尿管反流中止,90% 的肾脏获正常发育。

第四章

溶血尿毒综合征

溶血尿毒综合征(henolytie uremic syndrome,HUS)是一组以临床表现为微血管溶血性贫血,血小板减少及急性肾损伤为特征的综合征。与血栓性血小板减少性紫癜(thrombotic thrombocytopenic purpura,TTP)非常相似,两者均属于血栓性微血管病。

临床分型目前尚未统一。随着对 HUS 认识的深入,按病因学分型如下。

典型 HUS(typical HUS):即腹泻相关型 HUS,与产志贺毒素的细菌感染相关,如大肠埃希菌、痢疾志贺菌或空肠弯曲杆菌,也被称为志贺毒素型 HUS(Shiga toxin HUS,STX-HUS)。其中大肠埃希菌 EO157∶H7 最多见,产志贺毒素(Shiga toxin,STX)毒力强,其他产 STX 的菌型还有 O26、O55、O80、O91、O103、O111 及 O104∶H4 等,均可引起流行,近年来非 O157 型感染有增多趋势。此外,尚有肺炎链球菌、肺炎支原体、流感病毒、诺如病毒、艾滋病病毒等感染所致 HUS。

不典型 HUS(atypical HUS,aHUS):过去特指与补体系统相关蛋白基因突变或获得性自身抗体产生导致补体旁路异常活化所致的 HUS。随着基因学检测的快速发展,发现表现为 aHUS 的患儿中还有其他非补体系统相关蛋白基因突变所致者,故又将 aHUS 分为补体介导 aHUS 和非补体介导 aHUS。后者如目前已报道的二酰甘油激酶 ε、血栓调节蛋白(Thrombomodulin,THBD)、血纤维蛋白溶酶原(plasminogen,PLG)及甲基丙二酸尿和同型胱氨酸尿 C 蛋白(methylmalonic aciduria and homocystinuria type C protein,MMACHC)基因突变所致的 aHUS。

继发性 HUS 见于:①自身免疫性疾病,如 SLE、抗中性粒细胞胞质抗体相关性血管炎、抗磷脂综合征、硬皮病、IgA 肾病、C3 肾病等。②药物治疗。化疗药如奎宁、丝霉素、顺铂、吉西他滨;免疫抑制药如环孢素、他克莫司、西罗莫司;抗血小板药如氯吡格雷、噻氯匹定;抗生素如青霉素、环丙沙星、磺胺异噁唑;血管内皮生长因子和酪氨酸激酶抑制剂如贝伐单抗、阿柏西普、舒尼替尼、索拉菲尼、西地尼布;其他如干扰素、伐昔洛韦、电离辐射、口服避孕药等。③肿瘤,如胃癌、乳腺癌、肠道肿瘤及血液恶性疾病等。④恶性高血压。⑤妊娠。⑥实体器官和骨髓移植。

第一节　病因与发病机制

一、病因

尚不明确,下列外源或内源性因素可能与 HUS 的发病有关。

(一)感染

感染是诱发儿童 HUS 的首要因素,根据诱因可有与 STX-HUS 和非 STX-HUS。细菌感染(如大肠埃希菌、痢疾志贺杆菌、肺炎链球菌和沙门菌)及病毒感染包括柯萨奇病毒、埃可病毒、流感病毒、人类免疫缺陷病毒均可诱发 HUS。有资料表明,肠出血性大肠埃希菌 O157:H7 是引起一些地区流行性感染性腹泻相关的 HUS 的主要病原,O157:H7 主要存在于家畜肠道、未煮熟透的肉类和未经消毒的牛奶。儿童暴发流行的肠出血性大肠埃希菌 O157:H7 感染中,可有高达 53% 的患儿发生 HUS。

(二)药物

长春新碱、丝裂霉素、顺铂、氟尿嘧啶、柔红霉素、阿糖胞苷等抗肿瘤药物可引起化疗相关性 HUS,环孢素等免疫抑制剂也可诱发 HUS,偶见奎宁引起HUS 的报道。

(三)器官移植

骨髓移植及肾移植后均可发生 HUS,发生率分别为 3.4% 和 6%～9%。一旦发生骨髓移植后 HUS,预后凶险,可能与大剂量化疗、放射治疗、排异反应、感染等有关。

(四)免疫缺陷病

如先天性无丙种球蛋白血症和胸腺无淋巴细胞增生症。

(五)遗传及基因突变

HUS 可在同一家族的兄弟姐妹中相继发病。目前认为其为常染色体隐性遗传,是血管性血友病因子(von Willebrand factor,vWF)裂解蛋白酶重度缺乏,导致 vWF 多聚体增多,损伤内皮细胞。家族性 HUS 预后不良,病死率达 68%。近年来,也从一些 HUS 患儿中发现有补体调节因子基因突变现象,如补体因子 H(complement factorH,CFH)、补体因子 I(complement factorI,CFI)及补体膜辅助蛋白(membrane cofactor protein,MCP)基因。

(六)其他

一些自身免疫相关性疾病如 SLE、类风湿关节炎、抗磷脂抗体综合征、恶性肿瘤及妊娠,均可引起 HUS,成人多见。

二、发病机制

中心环节是各种病因导致的微血管内皮细胞损伤。

(一)STX-HUS

一般感染了产 STX 的细菌后,引起腹泻,其中 5%～15% 发展为 HUS。

1.细菌毒素对细胞的毒性作用

STX 由两个亚单位组成,一个 32 000 的 A 亚单位和一个五聚体 B 亚单位(每个 7 700)。有两种主要的亚型:STX1 和 STX2,两种 STX 的 A 和 B 亚单位分别有 57% 和 60% 的核苷酸字列同源,56% 的氨基酸相同。因此,两种 STX 的生物学活性、受体结合力有显著差异,其中 STX2 与人类疾病更相关。

产 STX 的大肠埃希菌感染大肠后,引起局部致病过程,同时释放的 STX 穿过胃肠道上皮进入血液循环。STX 通过 B 亚单位与血细胞中的红细胞、血小板、单核细胞膜上球丙糖基神经酰胺(gobotrioslceramide,Gb3)受体结合,也可与中性粒细胞膜上的 Toll 样受体 4 结合,转运至靶器官。与血细胞结合的 STX 也可内化,形成微泡并从血细胞中释放,到达靶器官。

到达器官的 STX 与微血管内皮细胞膜上的 Gb3 结合并内吞,或微泡直接被内皮细胞摄取,通过早期内涵体、高尔基复合体转运到内质网,在此处 A 亚单位与 B 亚单位分离,进一步 A 亚单位被剪切为 A1(27 000)和 A2,进入胞质。A1 具有酶切作用,能使一种 60 S 核糖体亚单位的 28S 核糖体核糖核酸在高度保守区的一个腺苷脱嘌呤,抑制核糖体功能,阻止蛋白质的合成,同时激活了核糖毒性应激反应,内质网内未折叠蛋白 A1 激活了未折叠蛋白应激反应,STX 的 B 亚单位与靶细胞结合本身触发胞质转导级联反应。

最终,触发了细胞一连串的促炎症、促血栓、促凋亡通路,导致内皮细胞抗黏附、抗炎、抗血栓特性的丢失,甚至凋亡。①激活重要的调节细胞因子/趋化因子基因表达的转录因子核因子-κB和激活子蛋白-1,上调黏附分子如细胞间黏附分子-1、血管细胞黏附分子-1及P选择素等,以及细胞因子/趋化因子如MCP-1、白细胞介素-1和白细胞介素-8及肿瘤坏死因子-α等,增加白细胞的募集、与内皮细胞的黏附及激活。同时,又反过来上调内皮细胞的Gb3受体表达,使内皮细胞更易与STX结合,增强STX对细胞的毒性作用。②表达血管性血友病因子增多,促进血小板聚集,同时,STX还可直接减弱vWF裂解蛋白酶裂解vWF的能力,直接与血小板上Cb3受体结合激活血小板。③表达组织因子增多,活化凝血因子Ⅶ与内皮细胞结合,促进凝血酶的生成和纤维蛋白多聚体的合成。④使THBD从细胞表面脱落、丢失(THBD是使凝血酶由促凝转向抗凝的重要的血管内凝血抑制因子)。⑤大量STX时使内皮细胞凋亡和细胞脱离,暴露内皮下促血栓型组织因子和胶原。上述种种引发微血栓形成。

2.细菌毒素引起补体旁路系统的异常活化

补体系统是一个由30多种蛋白组成的先天免疫系统,提供体液免疫和炎症中的许多效应功能,可介导细胞溶解、促进吞噬细胞对微生物的吞噬,以及刺激白细胞释放作用于血管的炎性介质。补体激活途径有3种:经典途径、凝集素途径和旁路途径。经典途径通过抗原抗体复合物激活,凝集素途径由细菌表面的分子激活,而旁路途径则是C3自身活化,裂解为C3a(过敏毒素,促炎症因子)和C3b,C3b可沉积到任何与血浆接触的细胞表面,并与B因子相互作用产生Bb,C3b与Bb结合形成C3转换酶,持续激活补体C3,同时再与一个C3b结合形成C5转换酶,其裂解C5,促成膜攻击复合物(membrane atack complex,MAC)的形成。MAC像一个细孔样结构插入细胞膜,引起细胞激活或溶解。正常情况下,为避免旁路途径过度活化攻击自身细胞,体内存在众多补体调节蛋白对其活化进行精细调节,包括血浆中和细胞表面的一些能促进C3b裂解为无活性iC3b,分解C3/C5转换酶,阻止C9组装C5b-9形成的因子,如血浆中的补体H因子、I因子,膜结合调节蛋白CD46又称MCP,CD55又称衰变激活因子(decay activating factor,DAF),CD59又称膜攻击复合物抑制因子(membrane atack complex inhibitory factor,MACIF)等(图4-1)。

在STX-HUS中,补体旁路途径激活参与致病的临床证据:该类患儿可出现血补体C3降低,C3分解产物(C3b、C3a、C3d)、血浆Bb及可溶性C5b-9水平升高,肾脏C3和C5b-9沉积,含STX的血细胞微泡被覆补体成分C3和/或C9,一起被转运到靶细胞,28％的 STX-HUS 儿童有血清学或基因学上的补体异常。此外,依库珠单抗成功治疗 STX-HUS 的患儿,也从临床实践的角度进一步证实了补体活化在 STX-HUS 发病中的地位。

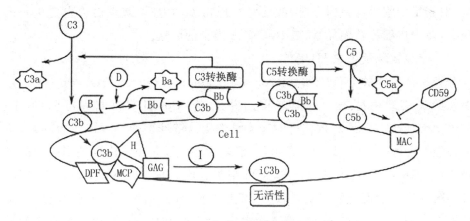

图 4-1 补体旁路途径激活及调节

研究表明:①STX 能直接激活补体,STX2 直接结合 H 因子和具有类似功能的 H 因子,使其不能在细胞表面起到辅助因子的作用,导致补体激活增加,C3b 堆积;STX 还能减少 CD59 表达。②STX 引起内皮细胞表达增多的 P 选择素可与 C3b 结合,激活补体旁路途径。③STX 导致 THBD 从细胞表面丢失,同样使补体旁路激活(正常情况下 THBD 灭活 C3a、C5a,加强 I 因子介导的 C3b 灭活)。④STX 可激活补体凝集素途径,通过 C4/C2 旁路机制放大补体旁路的激活。

补体旁路激活在 STX-HUS 的微血栓形成中起关键调节作用:①补体激活成分 C3a,C5a 与内皮细胞膜上相应受体 C3aR、C5aR 结合以及 C5b-9 的形成,均具有促炎症活性,诱导黏附分子上调和细胞因子分泌,加之 C3a、C5a 本身趋化和激活的特性,加重白细胞聚集黏附、激活和内皮损伤。②C3a 与其内皮细胞 C3aR 结合,增强 P 选择素表达及 THBD 的脱落丢失。③B 因子及补体旁路激活促进血细胞的微泡释放。

3.肾脏是 HUS 主要受累器官的机制

目前尚不十分清楚。首先肾脏血流丰富,增加了毒素暴露的机会。其次 Gb3 受体在体内的分布范围,决定了微血管病变的部位,受体密度决定了该细胞对 STX 的易感性,而肾小球毛细血管内皮细胞、系膜细胞和肾小管上皮细胞的细胞膜上 Gb3 受体数目均较多,特别是儿童肾脏 Gb3 表达比成人还多,可能导致儿童肾脏最易受 STX 的侵袭。此外,肾小球毛细血管结构特殊,使得表达

Cb3 的足细胞也是 STX 的靶细胞,在 STX-HUS 患儿尿中发现足细胞特征性标志信使核糖核酸,提示足细胞确实被 STX 损害。STX 可激活足细胞表达 IL-1 和 TNF-α,上调 Gb3,增加其对 STX 的敏感性;增加足细胞血管活性肽内皮素-1 产生,引起足细胞骨架蛋白重排,改变肾小球血流动力学;减少血管内皮生长因子表达,使内皮细胞功能异常,减少局部 H 因子的活性。

(二)肺炎链球菌相关 HUS

肺炎链球菌相关 HUS(Streptococcal pneumoniae related HUS,Sp-HUS)是侵袭性肺炎链球菌感染罕见但严重的并发症。Sp-HUS 机制尚不明确,TF(Thompson-Friedenreich)抗原可能起关键作用。链球菌产一种链球菌毒素,N-乙酰神经氨酸酶又叫唾液酸酶,裂解红细胞、血小板及肾小球内皮细胞膜上的各种糖蛋白、糖脂的 N-乙酰神经氨酸,使细胞膜表面暴露 TF 隐蔽抗原,该抗原特异性地被花生植物血凝素识别,引起红细胞凝集,导致溶血;并与其相应的 IgM 抗体发生反应,导致内皮细胞损伤继而出现血管内凝血。此外,由于细胞表面唾液酸的裂解,使补体 H 因子不能发挥调解补体旁路的作用,使补体激活,最终 HUS 发生。

(三)补体介导 aHUS

现已发现 120 种以上的补体旁路调节基因突变与 aHUS 相关。

(1)携带与补体旁路途径相关蛋白基因突变。①H 因子基因突变:最常见,检出率为 20%~30%。H 因子是旁路途径的主要调控因子,是 I 因子的辅助因子,也是与 B 因子竞争性结合 C3b 的加速衰变因子。目前在散发和家族性 aHUS 中已发现 100 种以上不同的突变,主要是杂合突变,多集中在 C 端的 C3b 结合位点 *SCR19~20*,突变虽然不影响血 H 因子水平,但与配体(C3b,氨基多糖肝素)结合能力下降。此外,H 因子相关蛋白 1~5(complement factor H-related protein,CFHR1~5)的基因紧邻 H 因子基因,CFHR3~5 具有辅助因子活性,CFHR1~2 可抑制 C5 转换酶、C3 转换酶形成。临床上常见的基因异常为 CFHR 与 H 因子基因发生非等位基因同源重组的融合基因出现,产生的杂交 H 因子功能丢失。目前已报道与 aHUS 相关的 6 种杂交类型。②MCP 基因突变:见于 8%~10% 的 aHUS。MCP 是 I 因子介导裂解 C3b 的辅助因子,现已发现 40 种突变,多数为杂合突变,集中位于 MCP 细胞外 C3b 结合位点,导致 MCP 表达下降,与 C3b 结合减弱和辅助因子活性减低。③I 因子基因突变:见于 4%~10% 的 aHUS。I 因子是重要的补体旁路调节因子,在特定的辅助因子 H 和 MCP 存在下裂解 C3b。已发现的 40 种突变均为杂合突变,主要位于编码丝氨酸蛋白酶的外显子,导致Ⅰ因子水平减低或蛋白水解活性异常。④C3基因突变:见于4%～8%的aHUS,但日本报道高达31%。C3是肝脏合成的关键补体蛋白,多为杂合突变,主要位于H因子结合位点,使C3与H因子、MCP的结合减低,导致Ⅰ因子介导的C3b灭活受损,属于功能获得性突变。少见的*C3p.R139W*突变增加C3与B因子的结合,形成高活性的C3转换酶。⑤B因子基因突变:见于<1%的aHUS。目前已发现4种杂合突变,也属于功能获得性突变,使B因子过度与C3b结合,增强C3转换酶的稳定性和活性,血C3非常低。

研究发现在相关补体突变基因的携带者中,aHUS的外显率是50%～60%,即家族中携带补体基因突变者仅部分人发生aHUS,提示aHUS的发生和进展必须存在其他的基因修饰(常见H和CD46基因多态性修饰其风险)和环境因素的调控,即一种以上补体因子的基因突变或与风险增加的多态性突变同时存在,在aHUS发展中起重要因素(多重打击学说)。

(2)获得性旁路途径补体调控缺陷:获得性H因子自身抗体相关aHUS,占aHUS的5%～20%,印度报道更高,占56%。多见于5～10岁儿童。抗H因子抗体IgG与H因子SCR19和20位点结合,抑制了H因子与C3在细胞表面的结合,从而抑制了H因子对补体旁路途径的调控作用。该抗体本身还可导致绵羊红细胞溶解,溶解程度与抗体滴度相关,可受H因子抑制。多数抗H因子阳性患儿存在*CFHR1*基因纯合缺失,有时也可见*CFHR3*或*CFHR4*纯合缺失,其导致自身抗体出现的机制不清,推测:H因子存在自身抗原表位,当微生物分子靠近该区域结合时,其位点被表达,CFHR1蛋白也存在一个结构类似的自身抗原性的表位,起到免疫耐受作用。当缺乏CFHR1而免疫耐受丢失时,导致自身免疫性aHUS发生。

(四)非补体介导aHUS

一些非补体系统的蛋白基因突变,同样也有aHUS的表现。①*THBD*基因突变:2009年首先被报道,见于3%～5%的aHUS。THBD为抗凝血糖蛋白,降低凝血酶的凝血活性、增加其激活蛋白C的活性,同时可灭活C3a和C5a、促进Ⅰ因子介导C3b灭活。常见为杂合突变。②二酰甘油激酶ε基因突变:2013年首先被报道,见于8%的患儿,有纯合突变及复合杂合突变。二酰甘油激酶ε是脂质激酶家族蛋白,使花生四烯酸甘油二酯磷酸化为磷脂酸,终止其介导的蛋白激酶C信号通路激活(该信号通路激活可促进凝血酶诱导的血小板激活及促凝因子的释放),具有抗凝血作用。③*PLG*基因突变:目前报道了极少患儿。PLG是纤维蛋白溶酶的前体,降解纤维蛋白凝胶,阻止血小板聚集,并可激活C3、C5。

④*MMACHC*基因突变：MMACHC 参与维生素 B_{12} 又称钴胺素在细胞内的代谢,其基因突变使 Cb1 不能转化为甲基钴胺素(蛋氨酸合成酶的辅酶,将同型半胱氨酸转为蛋氨酸)和腺苷钴胺素(甲基丙二酰辅酶 A 变位酶的辅酶,使甲基丙二酸单酰辅酶 A 转变为琥珀酰辅酶 A,将甲基丙二酸转为琥珀酸,参与三羧酸循环),引起伴高胱氨酸尿症的甲基丙二酸尿症,内皮细胞损伤。25% 表现有 aHUS,或为首发症状。⑤其他:新近发现引起家族性常染色体显性遗传肾病综合征的反式甲酸 2 基因突变,可诱发 aHUS,阻断补体激活的药物依库利珠单抗治疗无效,其机制不清。

第二节 诊断与鉴别诊断

一、诊断

(一)实验诊断

1.血常规

短期内血红蛋白迅速下降,一般降至 $70\sim90$ g/L,最严重者可能达到 30 g/L,需紧急输血。网织红细胞比例增加,白细胞计数常增多。90% 患儿血小板减少,可低达 10×10^9/L,通常在 $1\sim2$ 周内恢复正常,其减少与血小板大量消耗有关。

2.外周血涂片

可见形态多样的破碎红细胞,呈三角形、盔甲形、芒刺形等。

3.尿常规

患儿几乎都有血尿及轻重不等的蛋白尿。严重溶血患儿有血红蛋白尿。

4.生化检查

血清乳酸脱氢酶明显增高,为本病活动性的标志。肾功能检查可见血尿素氮和血清肌酐明显增高,并伴有代谢性酸中毒。低血钠、低血钙、高血钾及高尿酸血症。直接和间接抗人球蛋白试验均阴性。

(二)其他检查

依赖于粪检中直接查到大肠埃希菌 O157:H7 和类志贺毒素,或者培养出产STX 的大肠埃希菌,血清学检查可发现 STX 及 O157 内毒素抗体,常在腹泻出现后6天内可诊断。vWF 裂解蛋白酶活性测定有助于排除血栓性血小板减少性紫癜,HUS 患儿常>50%,而 TTP 患儿<5%.但由于该检测方法目前尚未统一,因此对其临床应用前景尚存在争议。对于家族性及非 STX-HUS 患儿,体外 MCP 活性检测方法还不成熟,必须依靠相关基因突变检测方可确诊。

(三)诊断标准

严重溶血性贫血、血小板减少及急性肾衰竭三联征时应高度怀疑本病,相关辅助检查的阳性结果进一步支持该诊断,确诊需肾活检。按照 HUS 临床诊断流程(图 4-2)进行诊断。

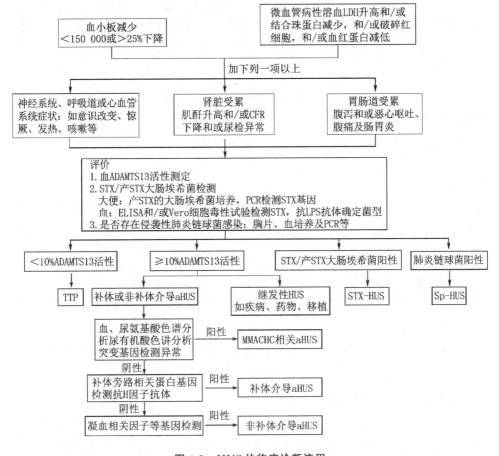

图 4-2　HUS 的临床诊断流程

二、鉴别诊断

HUS 在临床上常与产后妊娠并发症、感染性多脏器功能衰竭、SLE、TPP 之间症状有相似的地方,应该注意鉴别。

（一）TPP

HUS 与 TTP 有被认为是同一疾病的不同表现，有时可呈交叉性表现，两者在临床上均有微血管性溶血性贫血、血小板减少和肾功能减退，病理上均有微血栓。但 HUS 主要发生于小儿，微血管病变主要是肾脏；TTP 常侵犯成人，有更广泛各脏器的小动脉微血栓形成，病变以中枢神经系统受累为主。电镜下 HUS 可见广泛的内皮下间隙增宽和电子透明的疏松物质沉积；TTP 上述改变轻微，毛细血管内微血栓多见。但两者表现可有重叠，鉴别要点见表 4-1。

表 4-1　HUS 及 TTP 的鉴别诊断

鉴别要点	STX-HUS	TTP
流行病学	夏季高发，有疫区接触史	无季节性及疫区接触史
发病人群	多见于儿童	多见于成人
诱因	前驱胃肠道感染，常有血性腹泻史	感染、药物、移植，妊娠及系统性疾病
神经系统症状	少见、轻	常见、重
肾功能损害	重	轻
血管性血友病因子裂解蛋白酶活性	正常	明显降低
诊断	分离出产 STX 大肠埃希菌或检测到 STX 及 O157 内毒素抗体	血管性血友病因子裂解蛋白酶活性下降或检测到血清中存在的抑制剂，以及血管性血友病因子裂解蛋白基因突变分析
治疗	支持治疗为主	血浆治疗，免疫治疗
预后	良好，很少复发	差，易复发

（二）妊娠合并症

产后 HUS 与妊娠合并症除发病因素不同外，前者存在抗凝血酶Ⅲ缺乏，体内前列腺环素刺激因子生成不足或活性降低。

（三）感染性多脏器功能衰竭

两者发病机制不同，受累的靶器官也不同，根据各自临床和实验室特点不难鉴别。鉴别诊断时强调凝血时间的重要性，凝血时间延长要考虑败血症的发生。

（四）SLE

SLE 是因免疫失调产生一系列自身抗体导致的自身免疫性疾病，可出现肾脏损害、精神症状、血小板减少和溶血性贫血，可伴皮肤损害、浆膜腔积液及关节炎，红斑狼疮免疫学检查多为阳性，而外周血涂片无变形和破碎的红细胞。肾脏活组织检查呈不同时期的病理形态改变。

第三节　临床表现与治疗

一、临床表现

HUS 主要表现为微血管病性溶血、血小板减少和急性肾损伤,肾受累常较为严重,而不同类型的 HUS 又各具特点。

(一)STX-HUS

STX-HUS 多见于儿童,常先有前驱腹泻症状,后发生急性肾损伤。有文献报道,其总体发病率为每年 2.1/10 万人,<5 岁的儿童发病率最高达每年 6.1/10 万,而 50～59 岁成人发病率最低为每年 0.5/10 万人。

(1)前驱症状:近 90% 的患儿有前驱症状,大多为"胃肠炎"表现,如腹痛、腹泻、呕吐及食欲缺乏,伴中度发热。腹泻严重者可为脓血便,类似溃疡性结肠炎,少数病例以呼吸道感染为前驱症状。前驱期可持续数天至数周,其后常有一段无症状间歇期。

(2)贫血及血小板减少:常在前驱期后 5～10 天(也有长至数周)突然发病,以微血管病溶血所致贫血及血小板减少所致出血为突出表现。患儿常表现为面色苍白、黄疸(占 15%～30%)、皮肤黏膜出血(皮肤出血点、瘀斑甚至血肿)、呕血、便血及血尿,部分重症患儿还可出现贫血相关性心力衰竭。患儿肝、脾常增大。

(3)急性肾衰竭:与贫血几乎同时发生。患儿肾功能急剧恶化、出现水、电解质平衡紊乱和酸中毒,严重时进展至少尿或无尿。常伴发高血压。

此外,部分患儿还可以出现中枢神经系统症状,如头痛、嗜睡、性格异常、抽搐、昏迷及共济失调等。

(二)aHUS

与 STX-HUS 相比,aHUS 患儿更好发于成人。虽无腹泻症状,但也常伴其他胃肠道表现。患儿迅速出现少尿或无尿性急性肾衰竭及恶性高血压,其中约 50% 患儿可进展至终末期肾脏病。儿童中最为常见的 aHUS 为产神经氨酸酶肺炎链球菌感染相关的 HUS,临床可表现为肺炎和脑脊髓膜炎,严重者发生呼吸窘迫综合征和败血症。应注意的是该组患儿的临床表现常可因血浆疗法而加重,需要警惕。

二、治疗

(一)一般治疗

(1)维持机体水、电解质平衡及营养支持:研究表明患儿腹泻的 4 天内静脉补充足够的液体,补充累积损失及继续损失,可减轻急性肾损伤,降低透析的风险。不能进食或腹泻严重者应给予胃肠道外营养支持,以免加重氮质血症或出现严重低蛋白血症。另外,如果患儿有明显水肿、少尿及高血压,应限制水、钠入量,可酌情用利尿剂呋塞米,每次 2 mg/kg,血钾偏高应限制钾入量,一旦血钾>6 mmol/L 应紧急处理。

(2)透析疗法:约 50% 的 HUS 患儿需要透析治疗,Sp-HUS 患儿 75%～100% 需要透析治疗,是降低急性期病死率的关键方法之一。凡无尿>24 小时,氮质血症,尿毒症,对利尿剂无反应的严重液体负荷(心衰、肺水肿及顽固高血压),对药物治疗无效的高血钾(血钾>6.5 mmol/L)和酸中毒(pH<7.1)等都应尽早开始透析治疗。

对婴幼儿一般采用腹膜透析,对有严重结肠炎或腹膜炎者需采用血液透析或超滤。透析不能改变疾病的病程,但能纠正液体、电解质紊乱及营养支持,等待疾病的缓解。

(二)血浆置换

血浆置换是 aHUS 的一线治疗,但对 MCP 基因突变患儿无明显疗效。新鲜冰冻血浆不但能补充正常的 H、I、B、C3 等成分,经过置换还能去除突变的补体成分、抗 H 因子抗体及可能存在的参与内皮损伤、促进血小板凝聚的炎症和血栓形成因子。一经诊断 aHUS,尽快开始,新鲜冰冻血浆的 1.5 倍血浆量或 60～75 mL/kg,每天一次(至少 5 天)至血小板正常、溶血停止(血乳酸脱氢酶和血红蛋白正常)及肾功能持续改善几天后,逐渐减少置换次数,根据病情几周或几个月后停用。常见血浆置换的并发症有管路阻塞、低血压及过敏。

如即刻没有条件进行血浆置换,可给予新鲜冰冻血浆输注 10～20 mL/kg,但应注意过敏、容量负荷过高、高血压、心衰及高蛋白血症等并发症。

因 MCP 是膜蛋白,不是循环中的血浆因子,故 MCP 基因突变患儿血浆置换无明显效果。对 STX-HUS 的益处证据也不足,但有些中心仍报道对严重危及生命的患儿有效,推测其可补充前列腺素 I_2 生成刺激因子、补充前列腺素 I_2 及补充其他抑制血小板聚集的因子,去除某些促炎症及血栓因子或毒素结合的抗体。对 Sp-HUS 是否给予血浆置换,也存在争议,因为成人血浆中含有针对 TF 抗原的 IgM 抗体及神经氨酸酶,故多数学者推荐避免应用,但临床中罕见给血浆或未洗涤红细胞后病情加重的报道,而且血浆置换能够去除抗 TF 抗体和血浆神经氨酸酶活性,对重症 Sp-HUS 治疗可能有效。对严重的新生儿或小婴儿 Sp-HUS,尚可进行换血治疗,不但能够清除循环中的抗 TF 抗体和神经氨酸酶,还能清除 TF 暴露的红细胞。

(三)阻断补体激活

依库珠单抗是一种抗 C5 单克隆抗体,与 C5 特异性结合,阻断其分解为 C5a 和 C5b,从而阻止攻膜复合物 C5b-9 的形成,目前已作为补体介导 aHUS 的最佳有效治疗方法,85% 可达缓解,也被推荐为一线治疗方案,对有补体系统参与致病的 STX-HUS 及 Sp-HUS 等重症患儿,也有有效的报道。不同体重儿童依库珠单抗的推荐方案见表 4-2。但由于 aHUS 易复发,具体依库珠单抗需要维持用药多长时间目前尚无统一意见,该药主要的不良反应为增加感染奈瑟菌脑膜炎球菌的机会,一方面建议用药前给予疫苗注射和/或青霉素、阿莫西林等抗生素预防,另一方面建议病情控制并完全恢复后逐渐停药,复发时再次给予治疗,从而减少持续用药感染的风险。国际小儿肾脏病学会(IPNA)(2016 版共识)指出:对于临床诊断为 aHUS 的儿童,建议将依库珠单抗作为一线治疗,以避免血浆置换和中心静脉导管并发症。

表 4-2　不同体重儿童依库珠单抗的推荐方案

体重(kg)	诱导期	维持期
>40	每周 900 mg,4 次	第 5 周 1 200 mg,然后,每 2 周 1 200 mg
30~40	每周 600 mg,2 次	第 3 周 900 mg,然后,每 2 周 900 mg
20~30	每周 600 mg,2 次	第 3 周 600 mg,然后,每 2 周 600 mg
10~20	每周 600 mg,1 次	第 2 周 300 mg,然后,每 2 周 300 mg
5~10	每周 300 mg,1 次	第 2 周 300 mg,然后,每 2 周 300 mg

注:如果与血浆置换或血浆输注联合治疗时,则每次血浆置换后的 60 分钟内再给予 300 mg 或 600 mg,或每次血浆输注前 60 分钟内再给予 300 毫克/每单位血浆。

(四)免疫抑制治疗

H 因子抗体阳性患儿同时还应加用免疫抑制剂如糖皮质激素联合环磷酰胺或吗替麦考酚酯或抗 CD20 单抗等治疗,有助于改善预后。

(五)肾移植

HUS 导致终末期肾脏病可考虑肾移植。但 aHUS 因复发率较高,导致移植物丧失的发生率也高,其中 H 因子基因突变者移植后复发率最高,达 68%～90%,而 MCP 基因突变者比较低,在 10%～20%(移植后的肾脏可表达 MCP)。供者可能没有被检测到补体突变,可能促进 aHUS 发生,故尽可能避免活体肾移植。随着基因检测技术的进步和依库珠单抗的应用(在移植前首先明确患儿的突变基因,并系统全面地进行供者的补体系统基因分析及预防性给予依库珠单抗),大大提高了活体肾移植的成功率。此外,因为 H、B 及 I 因子在肝脏中合成,故尚有肝肾联合移的报道。

(六)其他

(1)产 STX 细菌感染时是否应用抗生素尚有争论,有报道显示抗生素不增加 HUS 的风险,也有许多报道显示风险增加,因其能刺激毒素的释放,增加及加重 HUS 的危险。研究显示应用抗生素的时间及种类与 HUS 有关:β 内酰胺类和磺胺异噁唑、甲氧嘧啶增加 HUS 风险;而磷霉素最有可能减少 HUS 的发生,特别是在腹泻发生后 3 天内接受治疗;喹诺酮类也有降低 HUS 发生的风险,黏菌素、庆大霉素和利福平在体外实验中显示有效,但尚需临床进一步评估。Sp-HUS时感染也较重,可能危及生命,需要充分抗感染治疗,随着青霉素耐药的增多,在缺乏药敏试验的情况下经验性选择第三代头孢菌素和万古霉素治疗。早期应用特异性神经氨酸酶中和抗体静脉注射免疫球蛋白治疗可能会明显改善预后。胸腔积液和脓胸时,给予充分引流。MMACHC 相关的 aHUS 应尽早肠道外羟钴胺素治疗,并加口服肉碱、叶酸等药物。

(2)控制高血压:一般用硝基苯吡啶口服,每次 0.25～0.5 mg/kg(每次<10 mg),必要时硝普钠每分钟 0.5～8 μg/kg 静脉输注,急性期后的高血压可用血管紧张素转化酶抑制剂。

(3)控制惊厥发作:可用地西泮,每次 0.2～0.3 mg/kg,缓慢静脉注射。

(4)纠正严重贫血:当血细胞比容下降到 15% 或 Hb<60 g/L 时,可输注新鲜红细胞悬液 5～10 mL/kg。一般避免输血小板,因它可能加重微血栓,但如有严重活动性出血及外科或插管操作时需要输注。Sp-HUS 如病情需要应选择洗涤的红细胞或血小板。

第四节　预防与预后

一、预防

(1)尽量吃熟食,避免食用未煮熟的食物、发霉或者加热不充分的食物,预防发生大肠埃希菌感染。

(2)尽量避免使用可引起此病的药物,比如噻氯匹定、氯吡格雷、避孕药等。

(3)积极治疗可导致此病的原发病,如 SLE、硬皮病等。

(4)避免服用肾毒性药物,如布洛芬、阿司匹林等。

二、预后

随着对该类疾病诊治水平的提高,总体预后较好,70%患儿肾功能恢复正常。但它并非一种良性病变,急性期 70%患儿需要输血,50%需要透析,25%出现神经系统症状包括脑卒中,癫痫及昏迷。近年来随着对于该疾病认识的深入及早期干预,病死率已明显降低,但仍然有 3%～5%的患儿在急性期死亡。一组对于 STX-HUS 预后的分析(3 476 例患儿,平均随访期 4.4 年)显示,12%进入终末期肾脏病或死亡,25%患儿肾小球滤过率<80 mL/min。

起病时症状的严重程度,尤其出现神经系统症状,以及是否需要透析,与预后差明显相关。志贺痢疾杆菌 1 型感染引起的 HUS 病情严重,常合并菌血症。感染性休克、多系统血管内凝血、急性肾皮质坏死及肾衰竭,因此病死率高达 30%。

Sp-HUS 比 STX-HUS 预后差,死亡率为 12.3%,特别是脑膜炎基础上并发 HUS,临床过程更严重,死亡率更高,且 40%～50%存活患儿有长期肾功能紊乱,故应积极推行抗肺炎链球菌疫苗,降低 Sp-HUS 风险。aHUS 首次发作后,急性期死亡率 10%～15%,存活者中复发率 50%,其中 MCP 基因突变者复发率最高,达 70%～90%,但长期预后相对好,而 H 因子基因突变者长期预后差,有报道随访 3～5 年,75%死亡或终末期肾病。aHUS 移植后复发率高达 50%。近年来,随着人们对 aHUS 认识的深入,早期诊断、早期血浆置换和依库珠单抗的应用,以及坚持长期的治疗,aHUS 的预后得到明显的改善。

非 STX-HUS 预后较差,50%患儿进展为终末期肾病或遗留不可逆的神经系统症状,25%患儿在急性期死亡。肺炎链球菌引起的非 STX-HUS 临床表现严重,病死率高达 50%。药物诱发的 HUS 停药后可防止其复发,但丝裂霉素导致的 HUS 预后差,4 个月内病死率可达 75%。妊娠相关 HUS 通常作为子病前期并发症出现,部分患儿可进展为危及生命的溶血肝功能异常血小板减少综合征。产后 HUS 大多在产后 3 个月内发病,预后差,病死率可达 50%~60%,存活患儿亦存留高血压及肾损害。家族性 HUS 的遗传方式为常染色体显性或隐性遗传,其中常染色体隐性 HUS 患儿起病早,儿童期即发病,预后差,病死率达 60%~70%,而常染色体显性 HUS 患儿则大多在成年时发病,预后同样较差,50%~90%患儿最终进入终末期肾脏病或死亡。

第五章

风 湿 热

风湿热(rheumatic fever,RF)是 A 组链球菌感染后,由于抗原抗体反应产生的一种累及全身结缔组织的无菌性炎症性疾病,也是常见的危害学龄期儿童生命和健康的主要疾病之一。RF 的炎性病变主要累及心脏和关节,其他器官如皮肤浆膜、中枢神经系统及肺、肾等亦可受累,但以心脏损害最为严重且多见。风湿热是一种自限性疾病,可反复发作,但如果未及时控制的患儿中 60％可发生心脏瓣膜的炎症病变,以二尖瓣和主动脉瓣受累最常见。因此,风湿热的早期识别和有效治疗十分重要。

第一节　病因与发病机制

一、病因

已有多项临床及流行病学研究显示 A 组链球菌感染与风湿热密切相关;免疫学研究亦证实,急性风湿热发作前均存在先期的链球菌感染史;前瞻性长期随访研究发现风湿热复发仅出现于链球菌再次感染后;及时的抗菌治疗和预防链球菌感染可预防风湿热的初发及复发;此外,感染途径亦是至关重要的,链球菌咽部感染是风湿热发病的必需条件。

尽管如此,A 组链球菌引起风湿热发病的机制至今尚未明了。风湿热并非由链球菌的直接感染所引起。因为风湿热的发病并不在链球菌感染的当时,而是在感染后 2～3 周起病。在风湿热患儿的血培养与心脏组织中从未找到 A 组链球菌。而在患链球菌性咽炎后,亦仅 1‰～3‰ 的患儿发生风湿热。近年来,通过电子显微镜观察链球菌细胞结构,发现 A 组链球菌细胞可以分以下几部分。

(一)荚膜

荚膜是链球菌的最外层透明质酸酶,其结构与人体透明质酸酶类似,完整而黏滑的荚膜可抗细胞的胞吞作用,无抗原性。

(二)细胞壁

细胞壁从外向内可分为 3 层。

(1)蛋白质抗原:为特异性抗原含 M、T、R、S 抗原成分,其中以 M 蛋白最为重要,既能阻碍胞吞作用,又是细菌分型的基础,与人体心肌与原肌球蛋白有交叉抗原性。

(2)多糖成分:含有 M-乙酰氨基葡萄糖,与人体心脏瓣膜糖蛋白有交叉抗原性。

(3)黏多肽:由丙氨酸等组成,有抗原性,与结缔组织结节性损害有关。

(三)细胞膜

细胞膜为脂蛋白形成与人心肌有交叉抗原性。此外,在链球菌细胞壁的多糖成分内,亦有一种特异抗原,称为"C 物质"。人体经链球菌感染后,有些人可产生相应抗体,不仅作用于链球菌本身,还可作用于心瓣膜,从而引起瓣膜病变。心瓣膜的黏多糖成分随年龄而变异,因而可解释青少年与成年人中的心膜病变的不同发生率。免疫学研究提示,急性风湿热的免疫调节存在缺陷,其特征为 B 细胞数和辅助性 T 细胞的增高,而抑制性 T 细胞数相对下降,导致体液免疫和细胞免疫的增强。慢性风湿性心脏病虽无风湿活动,但持续存在 B 细胞数增高,提示免疫炎症过程仍在进行。链球菌感染后是否发生风湿热还与人体的反应性有关,这种反应性的高低,一方面与对链球菌抗原产生的抗体的量呈平行关系,抗体量多时发生变态反应的机会大;另一方面与神经系统功能状态的变化有关。

二、发病机制

近年来,由于分子生物学和免疫学技术的进步,有关 RF 发病机制的研究有了很多新的进展,但具体发病机制目前仍未完全阐明。现认为,RF 发病机制与以下 3 个因素的相互作用有关:①A 族链球菌的抗原性。②易感组织器官的免疫反应特性。③宿主的免疫遗传易感性。

(一)A 组溶血性链球菌的抗原性

已证实 RF 是 A 族链球菌咽峡炎后的自身免疫性疾病,与其他组链球菌和其他细菌无关。且 A 族链球菌具有多抗原性的特点,其荚膜由透明质酸组成,与人体关节、滑膜有共同抗原;其细胞壁外层蛋白质中 M 蛋白和 M 相关蛋白、中层多糖中 N-乙酰葡萄糖胺和鼠李糖等均与人体心肌和瓣膜有共同抗原;其细胞膜的脂蛋白与人体心肌肌膜和丘脑下核、尾状核之间有共同抗原。

在链球菌众多致病抗原中,M 蛋白既能抑制免疫细胞的吞噬作用,又有细胞分型的基础,称为"交叉反应抗原",被认为是与 A 族链球菌致病性及毒力关系最密切的物质,且是一种典型的超抗原。超抗原具有强大的刺激 T、B 细胞活化的能力可与 T 细胞抗原识别受体、B 细胞抗原识别受体的抗原结合凹槽外的部位结合,非特异性刺激 T、B 细胞克隆增殖。研究者通过实验发现,注射 M^1 或 M^2 型 IgG 结合型菌株 8 周后,家兔的心脏组织发生强烈的炎性及变性反应,并有 IgG 和 C3 沉积。其他研究也表明,过氧化物歧化酶和 p145(M 蛋白的一个保守肽段)抗体在风湿性心脏病患儿体内的水平要比来自相同地区的对照组高得多。患儿体内的这种高水平的过氧化物歧化酶抗体也提示 M 蛋白在风湿性心脏病的发病中可能起了重要的作用。

链球菌细胞壁的多糖成分"C 物质"也是一种特异性抗原。A 族链球菌细胞壁多糖抗原位于 A 组链球菌细胞壁的中层,具有族特异性,同人心脏瓣膜糖蛋白有交叉免疫反应。随着研究的深入,已证实 A 族链球菌细胞壁多糖抗原的主要成分是鼠李糖和乙酰葡萄糖胺,采用间接酶联免疫吸附试验检测血清 A 族链球菌细胞壁多糖抗原的抗体,发现其在 RF 患儿体内水平明显高于一般对照组,显示出 A 族链球菌细胞壁多糖抗原与 RF 的发病有一定的关系。

此外,脂磷壁酸也被视为 A 族链球菌的主要抗原之一。脂磷壁酸是 A 族链球菌上带负电荷与膜相关的多聚体。研究者用曲通 114 从 A 族链球菌中提取并用阴离子交换树脂二乙基氨基纤维素层析纯化脂磷壁酸后,做脂磷壁酸与人心瓣膜抗原吸附试验发现,脂磷壁酸与人心瓣膜之间存在交叉抗原。因此,认为脂磷壁酸可能参与了 RF 的发病过程,而脂磷壁酸抗体的存在在一定程度上反映了自身免疫的存在。除上述几种抗原外,链球菌致热外毒素(或称红斑毒素)是链球菌另一种致病性超抗原,其他如链球菌激酶及链球菌溶血素 O 抗体等,均有其特异抗原性,能产生相应抗体如抗链球菌激酶抗体及 ASO 抗体等,并认为 ASO 抗体有直接损害心肌的作用。研究者认为,RF 患儿血清中 ASO 抗体的效价明显升高,对 RF 的诊断有重要意义,且可用来与非致风湿性链球菌感染及慢性关节炎相鉴别。亦有研究发现,链球菌致热外毒素 L 和链球菌致热外毒素 M 是链球菌致热外毒素,也是细菌超抗原家族中的成员,重组体链球菌致热外毒素 L 和重组体链球菌致热外毒素 M 都有很强的促外周血淋巴细胞有丝分裂的作用且链球菌致热外毒素 L 基因与化脓性链球菌 M89 血清型关系密切,而这种血清型与新西兰本土 RF 的发病有关。

(二)RF 免疫发病机制

临床表现和实验结果强烈提示,RF 的发病是由于链球菌感染引起的免疫反应。根据最新的研究结果,认为链球菌抗原的分子模拟机制是 RF 发病的主要机制,即 A 族链球菌胞壁成分与人体心肌间质、心瓣膜及其他结缔组织具有相似抗原表位,此型链球菌感染人体后所产生的抗体能与心脏等部位的结缔组织发生交叉反应,导致风湿性心脏病及其他自身免疫性疾病。在此,有细胞免疫、体液免疫及补体系统的参与,可引起Ⅲ型(免疫复合物型)、Ⅳ型(迟发型)超敏反应,近年来的研究进展主要集中在分子生物学研究方面。

以往研究认为,RF 患儿其 CD4$^+$ T 细胞均呈现辅助性 T 细胞 1 占优势的,辅助性 T 细胞 1/辅助性 T 细胞 2 细胞平衡失调。辅助性 T 细胞 1 主要分泌 IL-2、干扰素 γ 和 TNF-β,辅助性 T 细胞 2 主要分泌 IL-4、IL-5、IL-6、IL-10。辅助性 T 细胞 1 主要介导细胞免疫及迟发型超敏性炎症的发生,亦称炎症性 T 细胞;辅助性 T 细胞 2 主要功能为刺激 B 细胞增殖并产生抗体。其分子模拟机制可分 2 步:①A 族链球菌感染后,先引起 T 细胞浸润,T 细胞通过其双信号识别菌体抗原,进而引起 T 细胞活化、增殖,分泌多种细胞因子,产生生物学效应。②活化 T 细胞辅助 B 细胞活化,或者 B 细胞直接识别荚膜抗原而活化,增殖分化为浆细胞,产生抗体,因存在交叉性抗原,可针对自身成分发生免疫反应,引起组织器官的损害。

有人通过研究发现,RF 患儿血清 IL-1β、IL-12 分别较正常对照组显著升高,而转化生长因子-β 水平显著降低。RF 患儿入院时血浆氮氧化物 IL-1、IL-2 浓度比治疗 3 个月后高得多,并指出血浆一氧化氮的水平可作为定量评价机体免疫反应的一项指标,对 RF 的预后及监控都有重要意义。

新近研究发现,风湿性心脏病患儿单核细胞 IL-8、干扰素 γ1 和 *CX3CR1*(编码细胞间隙连接蛋白的 *3CR1* 基因)呈高表达,并有 CD$_{36}$ mRNA 表达的显著下调。同时,在风湿性心脏病患儿的血浆中可溶性细胞间黏附分子 1、可溶性血管细胞间黏附分子 1 和血管性血友病分子 1 浓度明显高于对照组,认为心血管系统内黏附分子可介导 T 细胞浸润内皮细胞外基质和心脏瓣膜下,分泌 TNF-α、

IL-1、转化生长因子-β等引起瓣膜损害。从总的情况来看,RF促炎因子如IL-1、-2、-6、-8和TNF-α等的水平高于抗炎因子(IL-4、IL-10和转化生长因子β)水平,呈现细胞因子网络失衡,且有的细胞因子,如IL-4、10和TNF-β可能参与了RF的发病,但也有相反的报道,认为TNF-α与疾病进展无关。

最近有研究指出,链球菌M5型肽段[M5(81-96)]能结合到人白细胞抗原DR53分子上。M5肽在人白细胞抗原DR53分子帮助下被呈递给T细胞,M5肽及心肌组织衍生蛋白可活化交叉反应性浸润T细胞,产生大量炎性细胞因子,其中二尖瓣组织的T细胞产生少量IL-4。又发现,肌球蛋白和人轻质酶解肌球蛋白可被浸润心肌的T细胞识别,且链球菌M5肽与轻质酶解肌球蛋白中存在同源的氨基酸肽段,首次发现了浸润T细胞针对心肌的肌球蛋白表位产生的细胞免疫应答,这一免疫应答可能触发了结构功能类似的瓣膜蛋白与T细胞之间的反应。也有研究发现,多功能3-磷酸甘油醛脱氢酶、纤溶蛋白溶酶受体、链球菌表面脱氢酶位于链球菌表面,可释放到培养液中,且可溶性3-磷酸甘油醛脱氢酶抑制了C5a的趋化作用和过氧化氢的产生,并且3-磷酸甘油醛脱氢酶和链球菌C5a肽酶对于C5a裂解是必需的,于是提出多功能3-磷酸甘油醛脱氢酶在化脓性链球菌逃逸机体的免疫监视中起重要作用。

(三)RF免疫遗传易感性

即使是严重链球菌感染,也只有1%～3%的患儿出现RF,这就强烈提示宿主的遗传易感性在RF发病机制中起一定作用。在一个家庭中其遗传易感性表现得更为明显,常发现RF患儿家庭中其发病率较无RF史的家庭为高。并且不同的人种,RF的患病率有所不同,据报道,风湿性心脏病的发病率在高加索人和印第安人的混合血种人群中明显高于其他人种。以往研究提示,不同人种的RF遗传易感性分别与人白细胞抗原DR4、DR2和DR3有关。针对疾病相关免疫应答抗原所做的进一步研究发现,人白细胞抗原B35、DR2、DR4和淋巴细胞表面标记D8/17[+]等与发病有关。

研究者利用聚合酶链反应技术分析了人白细胞抗原DRB1*07等位基因,发现风湿性心脏病患儿的人白细胞抗原DRB1*07等位基因频率明显高于正常对照组;而进一步研究发现,风湿性心脏病患儿中人白细胞抗原DRB1*11等位基因频率明显低度于正常对照,提示人白细胞抗原DRB1*07等位基因可能是风湿性心脏病和再发性链球菌性咽炎的遗传易感基因,而人白细胞抗原DRB1*11等位基因则是抗风湿性心脏病的保护因素。

现已查明基因对RF有重要影响。如上述主要组织相容性复合体可能起重要作用,但不是与单个人白细胞抗原基因相关,而是与多个人白细胞抗原基因相互起作用,尤其是某些特别人白细胞抗原组型。

目前认为 RF 的主要发病机制是:遗传易感性为基础,特殊 A 组链球菌感染为条件,免疫反应为其重要过程。然而迄今为止,RF 的发病机制尚未完全阐明,尤其是特异性遗传基因的定位、与 RF 发病直接相关的具有特异抗原的 A 组链球菌菌群的检测以及免疫反应过程中的一些具体环节仍须进一步研究。近年来,由于抗生素的滥用、细菌的毒力增强和抗原性质的变化,人体对 A 组链球菌的抵抗力下降,人际交往频繁增加了 A 组链球菌的感染机会,生活环境、母亲的教育水平等均影响 RF 的发病。所以在世界范围,包括发达国家在内,RF 仍是一个值得重视的公共卫生问题。针对 RF 的发病关键是做好健康教育、早期诊断等一级、二级预防,呼吁深入研究 RF 的具体发病机制。随着后基因组学时代的到来,相信对 RF 的免疫发病机制研究一定能得到更快发展,这对 RF 的早期发现、早期诊断、早期治疗以及预后具有极其重要的价值。

第二节　诊断与鉴别诊断

一、诊断

(一)实验诊断

RF 的实验室检查重点是寻找链球菌感染的证据和病情活动与否的指标。链球菌感染的证据。

1.咽拭子培养阳性

咽拭子培养阳性结果是培养出 A 族链球菌。因风湿热临床表现滞后于链球菌感染期,特别是在抗生素药物治疗后,咽拭子培养阳性率仅不到 50%。咽分泌物链球菌抗原快速鉴定对链球菌有很高的特异度(95.5%~99.0%),但不能鉴别带菌者或感染者。链球菌酶玻片凝集试验可在 1 小时内快速测出结果,因灵敏度高而特异度低,一般作为快速过筛试验。

2.免疫学检测

(1)血清 ASO 抗体滴度增高:ASO 的正常值根据年龄、地理位置、流行情况和季节的不同而存在差异。在溶血性链球菌感染后 2 周左右,血清中出现

ASO,以后逐渐升高,3～5周达到高峰,而后缓慢下降,6～12个月后逐渐降至感染前水平。抗风湿治疗可使其降低,85％的风湿热患儿 ASO 阳性,对部分隐匿性 RHD、病程长、舞蹈症为首发症状的急性 RF 病例,ASO 阳性率几乎为 0。细菌污染、溶血高脂蛋白血症、肝炎和肾病综合征的血清标本可发生非特异性 ASO 增高,应注意排除。

(2)抗 DNA 酶 B 抗体测定:该抗体一般在链球菌感染后第 2 周升高,第 6～8 周达高峰,而且阳性高峰持续比 ASO 更长,对判断链球菌感染有较大意义。

(3)抗 A 组链球菌菌壁多糖抗体测定:对不典型 RF 诊断具有较高敏感性和特异性,对活动性炎症的检测优于红细胞沉降率和 C 反应蛋白(C-reactive protein,CRP),对近期链球菌感染的检测更优于 ASO 和抗 DNA 酶 B 抗体。

(4)抗内皮细胞抗体和抗心磷脂抗体测定:与心脏瓣膜内皮细胞活化及瓣膜损伤有关。抗透明质酸酶抗体、抗链球菌激酶和抗过氧化还原酶抗体于链球菌感染后 1 周升高,可维持数月,动态监测抗体滴度时作出诊断。

(5)其他抗链球菌抗体测定:除血清 ASO 抗体以外,临床还可以测定血清抗链球菌激酶、血清透明质酸酶,同时测定这 3 项中有 1 项增高者约占 95％。抗 DNA 酶 B 抗体阳性提示处于 RF 活动期,对临床上判断 RF 的病情、预测复发,指导治疗具有临床价值,提示 ASO 和抗 DNA 酶 B 联合检测在风湿热的诊断中具有更重要的临床价值。

3.血液检查

血常规可轻度贫血,白细胞计数增加及核左移现象但缺乏特异性,心衰时红细胞沉降率升高可不明显,而 CRP 升高出现较早,且不受心衰影响。抗心肌抗体测定:在 RF 活动期呈持续阳性,可作为 RHD 炎症活动的标志;原肌球蛋白升高亦见于急性风湿热患儿。外周血淋巴细胞促凝血活性试验:阳性率在 80％以上,对风湿活动诊断有较高特异度,此试验在诊断风湿性心脏病的特异性和敏感性均超过 70％。肌钙蛋白测定:肌钙蛋白对心肌细胞的损害具有专一性,而且心肌在缺血和刺激后的非常短时间内即可释放肌钙蛋白,可作为心肌微小损伤的急性期标志物,因此,肌钙蛋白可成为风湿性心脏病心肌损伤的检测指标,提高风湿性心脏病的确诊率。血清脂蛋白测定:血清脂蛋白是一种较 CRP 更敏感的急性时相蛋白,在急性风湿热患儿活动期血清中明显增高,可作为风湿活动的参考指标,如持续增高可能是促使风湿热向风湿性心脏病发展的危险因素之一。

(二)其他检查

心电图及影像学检查对风湿性心肌炎有较大意义。心电图检查有助于发现窦性心动过速、P-R 间期延长和各种心律失常。超声心动图可发现早期、轻症心肌炎及亚临床型心肌炎,对轻度心包积液较敏感。心肌核素检查可检测出轻症及亚临床型心肌炎。

(三)诊断标准

1.典型的风湿热

风湿热临床表现多种多样,迄今尚无特异性的诊断方法,临床上沿用美国心脏病学会 1992 年修订的 Jones 诊断标准包括 3 个部分:①主要指标;②次要指标;③链球菌感染的证据。主要表现包括心脏炎、多发性关节炎、舞蹈病、皮下结节及环形红斑。

心脏炎的诊断应具有以下 4 点之一:①新出现有意义的杂音,如心尖部收缩全期杂音或舒张中期杂音;②心脏增大;③心包炎;④心力衰竭。次要表现包括发热、关节痛、心电图 P-R 间期延长、红细胞沉降率增快、CRP 阳性或白细胞计数增多、既往有风湿热史或有风湿性心瓣膜病。需要说明的是,该标准只能指导诊断,并不意味着它是"金标准"。

2.世界卫生组织修订标准

针对近年发现的问题,世界卫生组织(WHO)在之前的诊断标准基础上对其进行修订。新标准最大的特点是对风湿热进行分类地提出诊断标准,有关主要和次要临床表现,沿用过去标准的内容,但对链球菌感染的前驱期作了 45 天的明确规定,并增加了猩红热作为链球菌感染证据之一。

(1)初发风湿热:2 项主要表现或 1 项主要及 2 项次要表现加上前驱的 A 组链球菌感染证据。患儿可能有多关节炎(或仅有多关节痛或单关节炎)以及有数项(3 个或 3 个以上)次要表现,联合有近期 A 组链球菌感染证据。其中有些病例后来发展为风湿热,一旦风湿热诊断被排除,应慎重地把这些病例视作"可能风湿热",建议进行继发预防。这些患儿需予以密切追踪和定期检查其心脏情况。这尤其适用于高发地区和处于易患年龄的患儿。

(2)复发性风湿热不患有风湿性心脏病:2 项主要表现或 1 项主要及 2 项次要表现加上前驱的 A 组链球菌感染证据。感染性心内膜炎必须被排除。

(3)复发性风湿热患有风湿性心脏病:2 项次要表现加上前驱的 A 组链球菌感染证据。有些复发性病例可能不满足这些标准。

(4)慢性风湿性心瓣膜病(患儿第一时间表现不需要风湿热任何标准即可诊断风湿性心脏病为单纯二尖瓣狭窄或复合型二尖瓣病和/或主动脉瓣病):不需要风湿热任何标准即可诊断风湿性心脏病。先天性心脏病应予排除。

本标准中涉及的主要表现为心脏炎、多关节炎、舞蹈病、环形红斑、皮下结节。次要表现为①临床表现：发热、多关节痛。②实验室检查：急性期反应物升高（红细胞沉降率或白细胞计数）。③心电图：P-R间期延长。前驱的A组链球菌感染证据为ASO或风湿热链球菌抗体升高，咽拭子培养阳性或A组链球菌抗原快速试验阳性或新近患猩红热。

二、鉴别诊断

（一）其他病因的关节炎

1.类风湿关节炎

类风湿关节炎为多发性对称性指掌等小关节炎和脊柱炎。特征是伴有"晨僵"和手指纺锤形肿胀，后期出现关节畸形。临床上心脏损害较少，但超声心动图检查可以早期发现心包病变和瓣膜损害。X线显示关节面破坏，关节间隙变窄，邻近骨组织有骨质疏松。血清类风湿因子阳性，免疫球蛋白IgG、IgM及IgA增高。

2.迁徙性关节炎

脓毒血症引起的迁徙性关节炎常有原发感染的征象，血液及骨髓培养呈阳性，且关节内渗出液有化脓趋势，并可找到病原菌。

3.结核性关节炎

结核性关节炎多为单个关节受累，好发于经常活动受摩擦或负重的关节，如髋、胸椎、腰椎或膝关节，关节疼痛但无红肿，心脏无病变，常有其他部位的结核病灶。X线显示骨质破坏，可出现结节性红斑。抗风湿治疗无效。

4.结核感染过敏性关节炎

体内非关节部位有确切的结核感染灶，经常有反复的关节炎表现，但一般情况良好，X线显示无骨质破坏。水杨酸类药物治疗后症状可缓解但会反复发作，经抗结核治疗后症状消退。

5.白血病、淋巴瘤和肉芽肿

据报道白血病可有10%的病例出现发热和急性多关节炎症状，且关节炎表现可先于外周血常规的变化，因而导致误诊。淋巴瘤和良性肉芽肿也有类似的报道。

6.莱姆关节炎

此病是由蜱传播的一种流行病。通常在蜱叮咬后3～21天出现症状。临床表现为发热，慢性游走性皮肤红斑，反复发作性不对称性关节炎，发生于大关节，可有心脏损害,多影响传导系统,心电图示不同程度的房室传导阻滞,亦可出现神经症状如舞蹈症、脑膜脑炎、脊髓炎、面神经瘫痪等。实验室检查循环免疫复合物阳性,红细胞沉降率增快。血清特异性抗体测定可资鉴别。

(二)亚急性感染性心内膜炎

多见于原有心瓣膜病变者。有进行性贫血,脾大,瘀点、瘀斑,杵状指,可有脑、肾或肺等不同部位的栓塞症状,反复血培养阳性,超声心动图可在瓣膜上发现赘生物。

(三)病毒性心肌炎

发病前或发病时常有呼吸道或肠道病毒感染,主要受累部位在心肌,偶可累及心包,极少侵犯心内膜。发热时间较短,可有关节痛但无关节炎,心尖区第一心音减低,可闻及二级收缩期杂音,心律失常多见;无环形红斑、皮下结节等。实验室检查示白细胞计数多为减少或正常,红细胞沉降率、ASO、CRP 均正常。补体结合试验及中和抗体阳性。心肌活检可分离出病毒。

(四)链球菌感染综合征

在急性链球菌感染的同时或感染后 2～3 周出现低热、乏力、关节酸痛,红细胞沉降率增快,ASO 阳性,心电图可有一过性期前收缩或轻度 ST-T 改变,但无心脏扩大或明显杂音。经抗生素治疗感染控制后,症状迅速消失,不再复发。

(五)SLE

本病有关节痛、发热、心脏炎、肾脏病变等,类似风湿热;但出现对称性面部蝶形红斑,无皮下结节,白细胞计数减少,ASO 阴性,血液或骨髓涂片可找到狼疮细胞等有助于诊断。

第三节　对其他系统的影响

一、对心血管系统的影响

(一)对心脏的影响

1.心内膜病变

心内膜炎最常累及二尖瓣,其次是主动脉瓣。典型二尖瓣关闭不全的杂音是心尖部全收缩期杂音并向腋下传导,约半数患儿可伴有心尖部 I～II 级舒张中期杂音,这是由于左室舒张期快速充盈或二尖瓣口相对狭窄所致。急性期杂音产生与瓣膜炎症、水肿、局部赘生物形成有关,部分患儿在急性期后杂音可消失。但如急性期已过,病情明显好转而杂音仍未减弱或消失,则常提示瓣膜已经发生器质性损害,未来发生二尖瓣关闭不全或狭窄的风险增加。主动脉瓣关闭不全可在胸骨左缘上部闻及舒张期杂音,常并存高调递减成分,杂音具有重要病理意义,一旦出现很少消失。超声心动图能客观评价瓣膜形态及瓣口反流情况,此外,对可能存在的心内膜改变、赘生物形成及腱索异常同样具有诊断价值。亚临床心脏病指听诊尚未发现杂音,但超声心动图显示二尖瓣或主动脉瓣膜炎,亚临床心脏病的概念已作为有效的风湿热主要表现纳入一些指南和共识声明中。

2.心肌病变

所有风湿热患儿均有不同程度心肌受损。轻者仅出现心率稍快或心电图轻度一过性改变。重者呈弥漫性心肌炎并发心力衰竭。心肌受累时可出现下列症状。①心率及呼吸改变:心率加快达 110~120 次/分钟以上,与体温升高不成比例。呼吸加快,急性左心衰竭时呈端坐呼吸。②心力衰竭:可继发于严重瓣膜反流或心肌炎。临床表现除心率、呼吸加快外,还包括颈静脉怒张,肝脏肿大,第一心音低钝,闻及奔马律、肺部水泡音及周围组织水肿等表现。小儿时期心力衰竭的存在,往往提示风湿热活动。③心律失常:以期前收缩和房室传导阻滞多见,其中一度房室传导阻滞发生率较高,偶见三度房室传导阻滞时患儿可出现阿-斯综合征发作。此外,加速性结性心动过速、短阵性房性心动过速亦可出现。心电图还可提示 Q-T 间期延长及 T 波改变。④胸部 X 线检查或超声心动图可发现心脏不同程度扩大。

3.心包病变

重症患儿可出现心包炎,多伴随心内膜炎及心肌炎同时存在。依据渗出物种类不同,可分为纤维素性心包炎和浆液性心包炎。多有心前区疼痛,心底部或胸骨左缘闻及心包摩擦音有助于诊断纤维素性心包炎。当心包腔内为浆液性渗出尤其是大量渗出时患儿可出现呼吸困难,听诊心音遥远。胸部透视可见心影搏动减弱或消失。胸部 X 线检查心影扩大呈烧瓶形。心电图提示急性期 ST 段弓背向下抬高,数天后下降,QRS 低电压,T 波低平或倒置等。超声心动图是诊断心包积液及其液量的重要手段。

(二)对血管的影响

血管的炎症反应可见于冠状动脉、脊髓、神经根和周围神经。在血管周围及肾脏小动脉中亦可找到 Aschoff 小体。

二、对呼吸系统的影响

风湿热过程中,胸膜亦常受累,伴有无菌性浆液、纤维素性渗出液。当纤维素性渗出吸收不完全时,往往产生纤维性胸膜粘连。在急性发作时,肺内偶见出血性肺炎改变,于肺的间质内亦可找到 Aschoff 细胞。

三、对神经系统的影响

脑膜和脑实质内炎症浸润、水肿,有淋巴细胞和浆细胞浸润,形成不典型的 Aschoff 小体,分布于纹状体、黑质及大脑皮质等处。尚可见脑和脑膜血管扩张、充血、渗透性增高,并伴有点状出血。脑脊液中单核细胞增多、惊厥、意识障碍、面神经麻痹、四肢麻痹、听神经障碍,个别患儿在恢复期可出现颅内出血。

四、对消化系统的影响

腹痛、腹泻、呕吐、胆囊肿大、麻痹性肠梗阻、肝大、黄疸、血清转氨酶升高等。

五、对泌尿系统的影响

泌尿系统感染、蛋白尿、沉渣中白细胞计数增多。

六、对骨骼系统的影响

关节腔内有浆液及少量纤维素渗出,滑膜充血和水肿,滑膜下结缔组织中有黏液变性、纤维素样变性及炎症细胞浸润。渗出液易被吸收,无关节面损伤或血管翳形成,不产生关节畸形。

第四节　临床表现与治疗

一、临床表现

(一)前驱症状

在典型症状出现前 1~6 周,常有咽喉炎或扁桃体炎等上呼吸道链球菌感染表现,如发热、咽痛、颌下淋巴结肿大、咳嗽等症状。50%~70% 的患儿有不规则发热,轻度、中度发热较常见,亦可有高热。脉率加快,大量出汗,往往与体温不成比例。但发热无诊断特异性,并且临床超过半数患儿因前驱症状轻微或短暂而未能主诉此现病史。

(二)典型表现

风湿热有 5 个主要表现:游走性多发性关节炎、心肌炎、环形红斑、皮下结节、舞蹈病。这些表现可以单独出现或合并出现,并可产生许多临床亚型。皮肤和皮下组织的表现不常见,通常只发生在已有关节炎、舞蹈病或心肌炎的患儿中。

1.关节炎

关节炎是最常见的临床表现,呈游走性、多发性关节炎。以膝、踝、肘、腕、肩等大关节受累为主,局部可有红、肿、灼热、疼痛和压痛,有时有渗出,但无化脓。关节疼痛很少持续 1 个月以上,通常在 2 周内消退。关节炎发作之后不遗留关节变形,但常反复发作,可因气候变冷或阴雨而出现或加重,水杨酸制剂对缓解关节症状疗效明显。轻症及不典型病例可呈单关节或少关节受累,或累及一些不常见的关节如髋关节、指关节、下颌关节、胸锁关节、胸肋间关节,后者常被误认为心肌炎症状。

2.心脏炎

心脏炎是风湿性心脏病最主要的并发症之一,其中 70% 心脏炎在病初两周内发病,少数患儿可延至 6 个月发病。心脏炎包括心肌炎、心内膜炎、心包炎。患儿常有运动后心悸、气短、心前区不适主诉。二尖瓣炎时有心尖区高调、收缩期吹风样杂音或短促低调舒张中期杂音。主动脉瓣炎时在心底部可听到舒张中期柔和吹风样杂音。窦性心动过速(入睡后心率仍 >100 次/分)常是心肌炎的早期表现,心率与体温升高不成比例,水杨酸类药物可使体温下降,但心率未必恢复正常。风湿热的心包炎多为轻度,超声心动图可测出心包积液。心脏炎严重时可出现充血性心力衰竭。轻症患儿可仅有无任何风湿热病理或生理原因可解释的进行性心悸、气促加重(心功能减退的表现),或仅有头晕、疲乏、软弱无力的亚临床型心肌炎表现。心脏炎可以单独出现,也可与风湿热症状同时出现。

3.环形红斑

环形红斑出现率为 6%～25%;皮疹为淡红色环状红斑,中央苍白,时隐时现;骤起,数小时或 1～2 天消退;分布在四肢近端和躯干。环形红斑常在链球菌感染之后较晚才出现。

4.皮下结节

皮下结节为稍硬、无痛性小结节,位于关节伸侧的皮下组织,尤其肘、膝、腕、枕或胸、腰椎棘突处,与皮肤无粘连,表面皮肤无红肿炎症改变,常与心肌炎同时出现,是风湿活动的表现之一。发生率 2%～16%。

5.舞蹈病

舞蹈病常发生于4～7岁儿童,为一种无目的、不自主的躯干或肢体动作,面部可表现为挤眉眨眼、摇头转颈、努嘴伸舌,肢体表现为伸直和屈曲、内收和外展、旋前和旋后等无节律的交替动作,激动兴奋时加重,睡眠时消失,情绪常不稳定。国内报道发生率3%左右,国外有报道高达30%。

(三)其他症状

部分RF患儿有进行性疲倦、乏力、多汗、鼻出血、瘀斑、腹痛,临床上不少见。腹痛可能为风湿性血管炎所致。肾脏受损时表现为红细胞尿、蛋白尿。近年许多患儿仅有关节痛,可以不伴有关节活动受限,有学者发现有典型关节炎的RF患儿较少累及心脏,而仅有关节痛者常有心脏受累的表现。

二、治疗

风湿热治疗目标是彻底清除链球菌感染,控制临床症状,使病情迅速缓解,提高患儿生活质量。

急性RF的治疗有2个主要目标:一是通过抗链球菌治疗消除A族链球菌感染;二是治疗关节炎、心脏炎、舞蹈症等临床表现。同时注意掌握以下原则:早期诊断,合理治疗,预防复发,监测药物不良反应。

(一)一般治疗

(1)休息及控制活动量。发热、关节肿痛者,卧床休息至急性症状消失,无心脏炎者大约1个月,合并心脏炎者至少需2个月。心脏炎并发心力衰竭者应绝对卧床休息至少8周,在以后2～3个月内逐渐增加活动量。

(2)饮食。选择易消化和富有蛋白质、糖类及维生素C的饮食。有充血性心力衰竭者需适当限制盐及水,宜少量多餐。

(二)根除A族链球菌的感染

(1)苯氧甲基青霉素(青霉素V)口服是链球菌咽炎治疗的首选药物,对于体重大于27 kg的患儿,青霉素V的正确剂量为500 mg,每天2～3次,持续10天。儿童体重为<27 kg,应给予250 mg,每天2～3次,连续10天。

(2)抗链球菌治疗的另一个选择是苄青霉素(青霉素G),由于需要肌内注射,只能在医院使用,体重>27 kg或年龄>6岁患儿,每次剂量1 200 000 U;体重<27 kg或年龄<6岁的儿童每次剂量600 000 U。

(3)阿莫西林每次50 mg/kg,最大剂量为1g,每8小时1次,持续口服10天。但对青霉素耐药或过敏者可选用非广谱头孢菌素(头孢羟氨苄或头孢氨苄)持续

10天;青霉素严重Ⅰ型变态反应者首选克林霉素,每天剂量20 mg/kg,分为3次;亦可选用大环内酯类抗生素如克拉霉素每天15 mg/kg,分2次使用,最大剂量每天<500 mg,口服10天。红霉素、阿奇霉素也可选用,但要注意胃肠道不良反应。阿奇霉素每次10 mg/kg,每天一次,连续服用5天(最大剂量<500 mg/d)。

(三)抗风湿热治疗

常用的有非甾体抗炎药和肾上腺皮质激素。药物的选择、用量及疗程根据临床表现而决定。

(1)关节炎的治疗:非甾体抗炎药,如布洛芬每天30~40 mg/kg,萘普生每天10~20 mg/kg,对有无轻度心脏炎的关节炎病例均可使用。

(2)心脏炎的治疗:萘普生也可用于表现为轻型心脏炎患儿。肾上腺皮质激素作用较强,心脏炎时宜早期使用,伴有心力衰竭者首选泼尼松,每天剂量2 mg/kg,最大剂量每天不能大于60 mg,分3~4次口服,持续2~4周后缓慢减量,总疗程8~12周。严重心脏炎者每天可用一次甲泼尼龙10~30 mg/kg冲击治疗,共1~3次。多数情况在用药后2~3天即可显效。严重患儿糖皮质激素应用时间长短应根据受累器官及病情轻重酌情而定。应用上述糖皮质激素治疗时,患儿可出现肥胖、满月脸、多毛和痤疮等,这些表现在停药后可逐渐消失;另外,还可出现高血压、糖尿病、精神异常、惊厥、消化性溃疡、骨质疏松感染扩散及发育迟缓等,在治疗过程中应密切关注,及时处理。突然停用泼尼松可能出现肾上腺皮质功能不全,故应缓慢减停,一般需3~4周。目前认为糖皮质激素并不能改变风湿热的病程和改善瓣膜病变的产生,而只能减轻心脏炎的症状和较快改善心功能。β受体阻滞剂美托洛尔治疗风湿性心脏病有一定疗效;大剂量丙种球蛋白可能对风湿热心脏病有益,可减少急性风湿性瓣膜病,所以RF一经确诊,应及时进行抗风湿治疗,注意足量、足疗程、合理用药,尽快控制风湿病活动。用糖皮质激素治疗后,在药物减量,尤其是在停药时,部分患儿会出现不同程度的病情反复,即"反跳"现象,可能是由于风湿性炎症尚未完全得到控制。"反跳"现象多发生在减量或停药2周内,急性感染或劳累会增加发生的可能性。轻者表现为发热、关节痛、心脏杂音的重现,红细胞沉降率增快及CRP升高,常于数天内自愈,很少需要用药。而严重者可出现心包炎、心脏增大及心力衰竭,需再加用糖皮质激素。无心脏炎的患儿可用非甾体抗炎药如阿司匹林治疗,每天剂量100 mg/kg,最大量不能大于3 g/d,分次服用,2周后逐渐减量,疗程4~8周。

(3)舞蹈症的治疗:主要采取支持疗法及对症处理,加强护理工作,预防外伤,保持居住环境安静,避免外界刺激。因该病的临床表现为良性且自限,轻者无须治疗,较重者可使用苯巴比妥、小剂量卡马西平镇静;中重度患儿可使用丙戊酸,效果好于卡马西平或氟哌啶醇。但尽量避免上述药物联合应用。对于既往无心脏炎病史的患儿,只要近期发生过链球菌感染,均需定期追踪及坚持长效青霉素预防治疗。表现为心脏炎或患风湿性心脏病时,可根据体征的变化实验室检查、心电图及超声心动图结果制定相应治疗方案。

(4)心力衰竭的治疗。①一般治疗:镇静、吸氧、卧床休息、限盐、限液量及输液速度。②强心治疗:使用地高辛负荷剂量后给予维持量疗效较好。动态监测地高辛血药浓度,谷浓度为 $1.5\sim2.0~\mu g/dL$ 具有治疗效果。③利尿:降低心脏前负荷,缓解心衰症状,可采用呋塞米和螺内酯,注意监测电解质。心脏炎者,加用糖皮质激素,通常选用泼尼松,存在心功能不全,心力衰竭及严重瓣膜病者,激素静脉输注或冲击治疗后口服,辅以小剂量强心利尿剂、营养心肌等药物。④扩血管:如口服肾素-血管紧张素转换酶抑制剂主要降低心脏后负荷有助于提高心排血量、降低心肌耗氧,当二尖瓣及主动脉瓣关闭不全时尤其适用。注意在纠正低血容量状态后方可用药,用药过程中动态监测血压。

(四)慢性心瓣膜病的治疗

对同时合并活动性风湿热的患儿给予抗风湿治疗;对无风湿活动者,主要考虑以下几个方面。

1.控制活动量

由于瓣膜器质病变引起心脏肥厚扩大及心脏代偿功能减退,对这些患儿应注意控制活动量,避免剧烈运动。

2.洋地黄治疗

有慢性充血性心力衰竭者长期口服洋地黄,根据地高辛血药浓度和心功能状况,调整用药剂量。

3.扁桃体摘除

如有慢性扁桃体炎,于风湿热控制后可摘除扁桃体,需在术前 $2\sim3$ 天及术后 $1\sim2$ 周注射青霉素,以防止发生感染性心内膜炎。在拔牙前后也应如此治疗。

4.手术治疗

在心瓣膜严重损害时,可做瓣膜成形术或置换术,恢复瓣膜的正常功能,逆转危重患儿的临床表现。但儿童期处于生长发育阶段,日后由于所置换瓣膜的相对狭窄,需要再次换瓣。此外,术后抗凝治疗及预防感染等,也应予以考虑。

二尖瓣置换适应证:①心功能Ⅰ～Ⅳ级;②血栓栓塞发生 2 次以上;③左房

大,有心房颤动、房壁钙化者;④进展性肺动脉高压,病情逐渐恶化者。

主动脉瓣置换适应证:①主动脉瓣病变导致明显冠状动脉供血不足、晕厥或心力衰竭者;②如患儿各项客观检查指标均为阳性,并有心肌缺血症状,可放宽手术指征。对于风湿性心脏病二尖瓣狭窄患儿,近年来开展的经皮二尖瓣球囊扩张术取得良好疗效,其近期和远期疗效与心脏直视手术相似,术后再狭窄率也相似,减少了患儿麻醉和手术所承受的痛苦和危险。对严重慢性心脏瓣膜病,有明显血流动力学改变,同时伴有心肌缺血、缺氧、栓塞、晕厥或心力衰竭患儿,则可考虑行瓣膜成形术,以恢复瓣膜的功能,缓解症状,使之度过危险期,但一定要严格掌握适应证。

第五节　预防与预后

一、预防

风湿热的初级预防和二级预防能够明显减少风湿热和风湿性心脏病的患病率,以及患病的严重程度。

(一)初级预防

初级预防是预防"危险因子",即加强儿童、青少年的保健和卫生宣教工作,建立迅速而有效的医疗保障系统,通过阻断 A 组链球菌感染的传播,以阻止风湿热的发生。具体措施包括:①改善社会经济状况;②改善居住环境,避免人口稠密;③预防营养不良,开展体育锻炼,增强体质,提高抗病能力;④防寒、防潮,积极预防上呼吸道感染,彻底治疗链球菌感染的急慢性病灶;⑤卫生宣教是初级预防最重要的部分,特别是对儿童和青少年链球菌性咽喉炎与风湿热相关性的教育。预防链球菌感染是预防风湿热的重要环节,在定期进行高发和易感人群链球菌感染普查的同时,应用 1 种有效的抗链球菌疫苗接种是必需的。

(二)二级预防

二级预防是预防风湿热复发或继发性风湿性心脏病。对再发风湿热或风湿性心脏病的继发性预防用药。肌内注射长效青霉素,每 3~4 周 1 次,对青霉素过敏或耐药者,可改用红霉素 0.25 g,每天4次,或罗红霉素 150 mg,每天 2 次,疗程10 天。或用林可霉素、头孢类亦可。近年提出阿奇霉素 5 天疗程法,16 岁以上患儿第 1 天 500 mg,分 2 次服,第 2～5 天 250 mg 顿服,经上述足疗程治疗后,可继用红霉素 0.5 g/d 或磺胺嘧啶(或磺胺噻唑)0.5 g,每天 1 次(体质量<27 kg 者),或 1 g,每天 1 次(体质量>27 kg 者)作长期预防。但要注意多饮水,定期复查血常规,以防白细胞计数减少。继发预防期限:应根据患儿年龄、链球菌易感程度、风湿热发作次数、有无瓣膜病遗留而定。年幼患儿、有易感倾向、反复风湿热发作、有过心肌炎或遗留瓣膜病者,预防期限应尽量延长,最少 10 年或至 40 岁,甚至终身预防。对曾有心肌炎,但无瓣膜病遗留者,预防期限最少 10 年,儿童患儿至成年为止。对单纯关节炎,预防期限可稍缩短,儿童患儿最少至 21 岁或持续 8 年,成人患儿最少 5 年。

二、预后

风湿热的预后主要决定于是否发展为风湿性心脏病和决定风湿性心脏病预后的主要因素,包括初发心脏炎的严重程度是否复发和复发次数。急性期有轻、中度二尖瓣反流的患儿约半数在恢复期杂音完全消失,而主动脉瓣反流一旦出现,常持续存在。复发 2 次以上者风湿性心脏病发病率可高达 90%。一旦出现慢性风湿性心脏病,则可能合并房性心律失常、肺水肿、肺栓塞、感染性心内膜炎、血栓形成及体循环栓塞等心脏相关并发症,影响生存质量。多发性关节炎预后良好,不遗留畸形。舞蹈症如经抗风湿治疗及抗 A 族链球菌预防治疗后,预后良好,症状经 4～10 周可自然痊愈,其风湿热复发率亦可由 50% 降至 10%。仅少数患儿遗留神经精神症状。

第六章

幼年特发性关节炎

幼年特发性关节炎(juvenile idiopathic arthritis,JIA)是儿童时期常见的结缔组织病,以慢性关节炎为其主要特征,并伴有全身多系统受累,也是造成小儿致残和失明的首要原因。

目前仍采用 2001 年国际风湿病联盟提出并修订的 JIA 分类(表 6-1)。随着对疾病发病机制和病理研究的深入,发现本分类标准存在一定局限性,如 JIA (全身型)更倾向是一种炎症性疾病而非慢性关节炎性疾病,故有待新的分类标准应用于临床。

JIA 的定义是 16 岁以前起病,持续 6 周或 6 周以上的单关节炎或多关节炎,并除外其他已知原因。JIA 每一类都需除外其他可能的疾病。这一分类方法以主要的临床和实验室特征为基础,定义了特发性的儿童时期关节炎的不同类型。

表 6-1 JIA 的国际风湿病联盟分类标准

分类	定义	需要排除的情况
SJIA	关节炎≥1 个关节,发热至少 2 周(弛张高热),至少持续 3 天,伴有以下一项或以上的症状: 1.间断出现的(非固定性的)红斑样皮疹 2.全身淋巴结肿大 3.肝和/或脾增大 4.浆膜炎	A.银屑病患儿或一级亲属有银屑病病史 B.>6 岁、HLA-B27 阳性的男性关节炎患儿 C.患强直性脊柱炎、附着点炎症相关的关节炎,伴炎症性肠病的骶髂关节炎、瑞特综合征或急性前葡萄膜炎,或一级亲属中有上述疾病之一 D.至少两次 RF IgM 阳性,2 次间隔至少 3 个月

续表

分类	定义	需要排除的情况
少关节型 JIA	发病最初 6 个月,1~4 个关节受累。分两个亚类: 1.持续性少关节型——整个疾病过程中受累关节数≤4 个 2.扩展性少关节型——病程 6 个月后受累关节数>4 个	上述(A、B、C、D)+E E.有 SJIA 的表现
多关节型 JIA (RF 阴性)	发病最初 6 个月,受累关节≥5 个,RF 阴性	A、B、C、D、E
多关节型 JIA (RF 阳性)	发病最初 6 个月受累关节≥5 个;在疾病的前 6 个月 RF 阳性≥2 次,两次间隔至少 3 个月	A、B、C、E
银屑病性关节炎	关节炎合并银屑病,或关节炎合并以下至少两项: 1.指/趾炎 2.指甲凹陷或指甲脱离 3.一级亲属患银屑病	B、C、D、E
附着点炎症相关的关节炎	关节炎和附着点炎症,或关节炎或附着点炎症伴以下至少两项: 1.骶髂关节压痛或炎症性腰骶部疼痛或既往有上述疾病 2.HLA-B27 阳性 3.6 岁以后发病的男性关节炎患儿 4.急性(症状性)前葡萄膜炎 5.一级亲属中有强直性脊柱炎、与附着点炎症相关的关节炎、伴炎症性肠病的骶髂关节炎、瑞特综合征或急性前葡萄膜炎病史	A、D、E
未分化关节炎	不符合上述任何一项或符合上述两类以上的关节炎	

注:弛张热定义为一天中体温峰值可达 39 ℃,两个峰值之间体温可下降至 37 ℃;浆膜炎包括心包炎、胸膜炎、腹膜炎或同时具备三者;指/趾炎指至少 1 个指/趾肿胀,常呈非对称性分布,并可延伸至指/趾端;任何时候出现一个或一个以上指甲至少两处凹陷;附着点炎症指肌腱、韧带,关节囊或骨筋膜附着处压痛;炎症性腰骶部疼痛指腰部疼痛伴有晨僵,活动后减轻;类风湿因子:RF。

　　儿童关节炎的许多类型有其特殊的临床特征,部分特征在成人炎症性关节炎中罕见。与成人类风湿关节炎相比,皮下结节和血清类风湿因子阳性少见,但在某些 JIA 亚型中,常出现血清抗核抗体(antinuclear antibody,ANA)阳性。JIA 的某些并发症如骨质疏松症和眼葡萄膜炎可见于多种亚型,而其他并发症仅限于特殊亚型。

第一节 病因与发病机制

一、病因

JIA 病因不清,可能是由多种原因引起的免疫紊乱性疾病,病因包括遗传、环境和感染等方面。某些环境因素(如抗生素暴露和剖宫产)是潜在的风险。但是,母乳喂养和兄弟姐妹数量增加是可能的保护因素。某些 HLA 等位基因和非 HLA 基因可能是特定 JIA 亚型的易感基因。HLA-A2、HLA-DRB1 * 11 和 HLA-DRB1 * 08 与少关节型 JIA 和类风湿因子阴性多关节型 JIA 相关。HLA-DRB1 * 01 和 HLA-DRB1 * 04 与类风湿因子阳性多关节型 JIA 相关。HLA-DRB1 * 04 和 DRB1 * 11 与 SJIA 相关。HLA-B27 * 05 和 HLA-B27 * 04 是与附着点炎症相关的关节炎(enthesitis-related arthritis,ERA)相关的最常见的 HLA-B27 亚型。与 JIA 相关的 HLA 区域之外的其他基因包括 PTPN22 基因(B 和 T 细胞活性调节因子)和 CTLA4(T 细胞调节因子)。已有许多关于病毒(风疹病毒、流感病毒)、细菌、支原体、衣原体感染与 JIA 发病相关的报道,但还无法证实感染导致 JIA 的确切病因,最近有研究表明 JIA 发病与肠道微生物有关。另外,感染往往会打破 JIA 患儿体内免疫系统的平衡状态,引起疾病的复发,增加治疗难度。JIA 全球发病率估计为 1.6～23.0/10 万名儿童。JIA 发病中存在性别差异。女性受影响的程度高于男性(男女比例为 0.57∶1),但并非在所有亚型中都如此,例如在 ERA 中则相反,男性患病风险高于女性。

二、发病机制

(一)全身型幼年特发性关节炎相关发病机制

全身型幼年特发性关节炎(systemic juvenile idiopathic arthritis,SJIA)临床表型与其他亚型 JIA 不同,表现出自身炎症的临床特征、显著的天然免疫参与(单核-巨噬细胞、NK 细胞和中性粒细胞等),以及 IL-6 和 IL-1 细胞因子信号通路所致全身受累。5%～8%的 SJIA 合并巨噬细胞活化综合征(macrophage activation syndrome,MAS),53%的 SJIA 患儿虽无 MAS 临床表现,骨髓中亦可见吞噬血细胞现象。以上 SJIA 特征均与其免疫学发病机制相关。

1.非编码 RNA 与 M2 型巨噬细胞极化

单核细胞是 SJIA 致病的主要效应细胞之一，具有不同极化表型，包括分泌炎症因子表现出较强杀伤能力的 M1 表型及参与组织重塑、消退炎症反应和沉默清道夫功能的 M2 表型。而 SJIA 患儿单核细胞具有 M1 表型和 M2 表型交替激活的特征，调节这种极化的分子机制尚不明确。有研究发现小非编码 RNA（microRNA）对单核-巨噬细胞极化具有调节作用，在活动期非活动期 SJIA 患儿及健康对照组的单核细胞中发现了 100 多个差异表达的 microRNA，其中许多 microRNA 与巨噬细胞极化有关，如 miRNA-125a-5p 和 miRNA-181c 在活动期 SJIA 患儿中显著升高，而巨噬细胞 CD163（一种清道夫受体）表达降低，提示 miRNA-125a-5p 和 miRNA-181c 可能具有调节巨噬细胞偏向 M2 表型极化的作用，同时，一些在活动期 SJIA 患儿中升高的 microRNA 在非活动期时仍持续存在，提示尽管达到了临床症状缓解目的，SJIA 患儿巨噬细胞中仍可能存在潜在的亚临床炎症。

2.中性粒细胞增高与 IL-1 受体拮抗剂治疗

研究者等探索了中性粒细胞在 SJIA 发病中的作用及重组 IL-1 受体拮抗剂的疗效，发现活动期 SJIA 患儿中性粒细胞计数显著升高，与急性期蛋白（CRP 和铁蛋白）水平呈正相关，经重组 IL-1 受体拮抗剂治疗后急性期蛋白水平恢复正常。中性粒细胞相关蛋白 S100A8/A9、S100A12、基质金属蛋白酶（matrix metalloproteinase，MMP)-8、MMP-9、弹性蛋白酶、中性粒细胞黏附和趋化相关蛋白水平显著升高，并与中性粒细胞计数呈正相关，与单核细胞计数无相关性。炎症活动时中性粒细胞表现为未成熟但已激活表型，即 CD16 和 CD62L 低表达，CD25 和 CD64 高表达（增强呼吸爆发和脱颗粒）。同时发现急性期（病程＜1 个月）中性粒细胞计数和幼稚/成熟中性粒细胞比例显著升高的患儿对重组 IL-1 受体拮抗剂治疗反应较好，提示 SJIA 急性期中性粒细胞计数显著升高可作为选择重组 IL-1 受体拮抗剂治疗的指征。

(二)非 SJIA 相关发病机制

随着临床对非 SJIA 发病机制研究的不断深入，对患儿的治疗方式也在逐步演变。生物制剂及小分子药物 Janus 酪氨酸激酶（Janus activated kinase，JAK）抑制剂等的应用使疾病结局得以显著改善。有研究表明，抗 TNF-α 的应用缓解了近 50% 的 JIA 患儿的临床症状，其中约 37% 患儿在停止治疗 8 个月内出现疾病反复。因此，进一步认识亚临床疾病的本质有利于更好地控制 JIA 的自身免疫过程,提高临床疗效。

近年来,辅助性 T 细胞(T helper cell,Th)17 和 Th1 在 JIA 发病中的作用成为临床研究热点,一个重要的里程碑是非经典 Th1 表型的鉴定。根据人体效应 CD4$^+$T 细胞可分为 3 个主要亚群。

(1)Th1 细胞表达转录因子 T-bet,分泌干扰素(interferon,IFN)-γ,保护机体免受细胞内感染。

(2)Th2 细胞表达转录因子 *GATA-3*,产生 2 型细胞因子(IL-4、IL-5、IL-9 和 IL-13),保护机体免受寄生虫等感染。

综上所述,随着对 JIA 发病机制的深入研究,JIA 的临床疗效及预后可显著改善。但仍存在疾病反复活动及耐药等问题,尚需进一步了解 JIA 潜在免疫发病机制以指导治疗选择。

第二节 诊断与鉴别诊断

一、诊断

(一)实验诊断

1.SJIA

目前 SJIA 没有特异性的实验室检查,但可表现为白细胞和中性粒细胞分类明显升高,白细胞计数可高达(30～50)×10^9/L,并有核左移;中等度低色素、正常红细胞性贫血;血小板计数增高,特别是病情加剧者。CRP、红细胞沉降率明显增高。重症患儿可有肝酶、血清铁蛋白、凝血功能的异常,并伴有多克隆高球蛋白血症。通过骨髓穿刺等其他实验室检查,可排除其他疾病。

2.少关节型 JIA

50％～70％的少关节型患儿抗核抗体(antinuclear antibody,ANA)检测可呈阳性,滴度波动在 1∶40～1∶320。在幼年发病的女孩中 ANA 阳性出现的频率更高。CRP 或红细胞沉降率轻到中度的升高,红细胞沉降率的明显升高预示疾病可进展为扩展型 JIA。少数病例可有轻度的贫血。

3.多关节型 JIA(类风湿因子阴性)

急性期反应物显著升高,同时伴轻度贫血。40％的患儿 ANA 检测阳性,类风湿因子阴性。

4.多关节型 JIA（类风湿因子阳性）

多有急性期反应物增加及贫血（正细胞正色素性贫血）。较少患儿有 ANA（＋）。间隔 3 个月的 2 次类风湿因子检测（＋）。与成人类风湿关节炎相似，RF 的检测包括 IgC 和 IgM 抗体。环瓜氨酸肽抗体：和成人一样，此类患儿的环瓜氨酸肽抗体更具特异性，它与关节破坏相关。

5.银屑病性关节炎

银屑病性关节炎患儿的红细胞沉降率、CRP、血小板可能轻度升高，可有轻度贫血。约 50% 的患儿 ANA 阳性。风湿因子检测为阴性。

6.附着点炎症相关的关节炎

尽管 80%～90% 的 ERA 患儿可检测到 HLA-B27，并有助于明确诊断，但 ERA 目前尚无特异性实验室检查手段。红细胞沉降率可轻度或显著增快，可伴轻度贫血。类风湿因子阴性，ANA 可阳性。超声可鉴别附着点炎。早期骶髂关节炎 X 线表现有时很难确定。CT、MRI 分辨率高，层面无干扰，有利于发现骶髂关节轻微的变化，适用于骶髂关节炎的早期诊断。

（二）诊断标准

根据国际风湿病联盟幼年特发性关节炎诊断分类标准的定义，进行诊断并不困难，但诊断中至少需要观察 6 周以上，尤其是关节炎症状应有慢性、持续性的特征。关节炎的诊断：一个或更多关节有炎症表现，如肿胀或积液，并伴有至少两项以下体征：活动受限、触痛、活动时疼痛及局部皮温增高。仅有关节疼痛或触痛不能诊断关节炎。同时本病为慢性关节炎，关节炎需持续至少 6 周以上，并需除外感染、肿瘤等其他引起的关节炎。参考美国幼年类风湿关节炎分类标准如下。

（1）发病年龄在 16 岁以下。

（2）关节炎：一个或更多关节有炎症表现，如肿胀或积液，并伴有至少两项以下体征。活动受限、触痛、活动时疼痛及局部皮温增高。

（3）病程 6 周以上。

（4）根据病程最初 6 个月发病方式分为以下几种。①多关节炎型：受累关节 ≥5 个。②少关节炎型：受累关节 ≤4 个。③全身型：除关节炎外有特征性发热、皮疹、肝、脾淋巴结肿大和浆膜炎。

（5）除外其他幼年性关节炎。

三、鉴别诊断

以关节炎为表现的患儿应注意除外化脓性关节炎、结核性关节炎、骨髓炎、莱姆关节炎。全身症状多的 JIA 患儿应注意与 SLE、风湿热、传染性单核细胞增多症及白血病、败血症等疾病鉴别。有腰、骶部疼痛者要注意考虑儿童强直性脊柱炎、炎症性肠病等病。个别 JIA 患儿有严重的肺部病变时应注意与各型儿童细菌性、病毒性肺炎鉴别。

(一)全身型需与下列疾病相鉴别

1.感染性疾病

感染性疾病包括各种病原体的感染。

(1)败血症:本病多起病急骤,体温常高达 39 ℃以上,呈不规则热,亦可呈弛张热,同时伴有寒战、肌肉酸痛、关节疼痛等。皮肤黏膜可见粟粒样、风团样、云片样等多种充血性、出血性皮疹,可伴有皮下脓肿,亦可见多系统表现。血常规多表现为白细胞升计数高,核左移。这些表现与幼年特发性关节炎全身型有相似之处,但败血症常可以找到局部感染灶,如肺炎、肠炎、化脓性关节炎、局部脓肿等,以及细菌培养、血培养阳性,抗感染治疗有效,与之不同。

(2)感染性心内膜炎:本病是由细菌、真菌、立克次体、病毒等感染引起,患儿多存在心瓣膜、先天性心血管疾病或心脏病术后,表现为中高热、心脏部杂音、皮肤黏膜下出血及肺、脑、肾等栓塞表现,血培养阳性,心脏彩超见到心内膜赘生物是本病诊断的主要依据。

(3)风湿热:本病以不规则发热,伴游走性关节炎、环形红斑、皮下结节、心肌炎、舞蹈病为特点,实验室检查可见白细胞计数增高,中性粒细胞增高,红细胞沉降率增快,CRP 升高,抗链"O"升高,其与特发性关节炎鉴别点为后者弛张高热,固定关节肿痛,非游走性,可出现关节破坏、畸形。

2.风湿免疫性疾病

(1)SLE:本病为不规则热,皮疹多为特异性的蝶形红斑、盘状狼疮,可伴有多形红斑样、荨麻疹样等其他表现的皮疹,关节炎不伴破坏及畸形,血常规以白细胞减少、贫血、血小板减少为多见,并可同时出现肺脏、心脏、肾脏及中枢神经系统等多脏器损害表现,免疫系统检查可见高滴度抗核抗体、双链 DNA 抗体等特异性自身抗体阳性。

(2)川崎病:为儿童常见的血管炎,表现为大于 5 天以上的发热,球结膜充血,口唇皲裂、杨梅舌,淋巴结肿大,多形红斑,手足硬肿及移行处膜样脱皮,常并发冠状动脉病变,其不典型病例常需要与全身型鉴别。其病程短,皮疹短暂,无持续的关节炎及典型的冠脉损伤,丙球冲击有效常可以协助诊断。

3.肿瘤

(1)白血病:不明原因的发热伴肝、脾、淋巴结肿大,常需与本病鉴别,肿瘤释放炎症因子以及肿瘤的直接侵袭均可导致患儿出现关节肿痛,X线可见骨侵袭的表现,骨髓检测可以鉴别。

(2)淋巴瘤:淋巴瘤由于分类、病变部位及范围不同,常临床表现各异,多数病例有无痛性全身淋巴结肿大、发热、消瘦、皮肤瘙痒,骨髓活检多数非特异,常需淋巴结病理检查方可确诊。

(二)与关节炎相关疾病鉴别

1.感染性疾病

(1)化脓性关节炎:本病 90% 病例为单关节损害,好发于膝、髋、肩关节,多数关节红肿热痛明显,可并发骨髓炎,伴有全身发热、畏寒等中毒症状,关节液混浊,可形成脓液,白细胞计数明显升高,以中性粒细胞为主,蛋白量增高,糖降低,关节液涂片及培养阳性,X线可见关节周围软组织肿胀,关节囊膨隆,关节间隙增宽,骨质破坏甚至出现病理性骨折。

(2)骨关节结核:本病起病缓慢,以负重大、活动多、肌肉不发达、关节易受累累积,常见为脊柱、髋、膝关节,早期关节疼痛轻,无明显肿胀,活动受限,随病变加重疼痛逐渐加重,关节液外观混浊,单核细胞增高,可结核培养阳性;X线检查出现关节骨质疏松,关节腔狭窄,骨破坏,有空洞及死骨形成。本病多伴有低热、乏力、盗汗、消瘦等结核感染中毒症状,常与肺结核并发,结核菌素试验可协助鉴别。

2.肿瘤及血液系统疾病

(1)关节肿瘤及瘤样病变:多见有骨软骨瘤、骨巨细胞瘤、骨囊肿、动脉瘤样骨囊肿、骨纤维结构不良、骨肉瘤、软骨肉瘤、骨纤维肉瘤、滑膜肉瘤、动脉瘤样骨囊肿、软骨母细胞瘤,这些疾病不同程度导致关节肿胀、疼痛、活动受限,需影像学检查及组织活检明确诊断。

(2)白血病性骨关节病:白血病造成的骨关节损害常见于四肢骨关节及胸骨,表现为游走性关节肿胀、疼痛,并伴有长骨的弥漫性锥刺样疼痛,发热,贫血,肝、脾肿大,X线可见长骨骨膜增生、骨质溶解、关节周围骨质疏松。

3.其他结缔组织病

(1)风湿热是 A 组乙型溶血性链球菌感染后的一种并发症,在链球菌感后 3 周左右,易感个体感染链球菌后产生自身免疫反应,引起弥漫性结缔组织炎性病变,可出现心肌炎、关节炎、舞蹈病、环形红斑和皮下结节等,实验室检查可见抗链"O"升高,抗 DNA 酶 B 抗体升高,红细胞沉降率、CRP 升高。风湿性关节炎多为游走性大关节,偶有小关节受损,或仅表现为关节的疼痛或不适。关节炎不造成关节的骨质破坏或畸形。关节炎的轻重与心肌炎不呈正比。

(2)干燥综合征:一种主要累及外分泌腺体的慢性炎症性自身免疫病。临床因有涎腺和泪腺受损功能下降而出现口干、眼干外,其他外分泌腺及腺体外其他器官受累而出现多系统损害的症状。常见类风湿因子阳性,并可见关节痛,关节肿胀,需与特发性关节炎鉴别。但关节炎多不严重,且呈一过性,多无关节结构的破坏。其血清中抗 SSA、SSB 阳性和高免疫球蛋白血症是其特点。

第三节 对其他系统的影响

一、对心血管系统的影响

心脏受损以心肌炎、心包炎多见。心包受累为 3%~9%,最常见心包积液,可无症状,心脏彩超得以发现。全身型心包炎可为首发症状,临床表现为胸闷、喘憋、呼吸困难,或心前区胸背疼痛,查体表现心音减低,心率增快,心脏扩大,可闻及心包摩擦音。全身型急性期伴随发热可出现急性心包填塞。心肌炎亦较为隐秘,严重者可引起心脏扩大、心功能衰竭、心瓣膜关闭不全等。

二、对呼吸系统的影响

肺部受损多见于全身型,其他分型相关报道少见。全身型患儿可出现弥漫性肺间质浸润,表现为阵发性咳嗽、咳痰、咯血、胸闷、喘憋,可伴胸腔积液、胸膜炎、胸膜增厚,病情反复控制不佳可导致肺纤维化,肺功能异常,纤维支气管镜灌洗液检查可见肺含铁血黄素细胞,部分患儿可发展为肺动脉高压。

三、对神经系统的影响

仅有少部分患儿表现神经系统损害,多见于全身型,可表现为头痛、惊厥发作、神经精神症状等表现。

四、对消化系统的影响

有腹痛、腹泻、腹胀等消化道症状,亦有假性肠梗阻、腹膜炎等报道,但需注意除外药物因素所致的胃肠道症状。

五、对泌尿系统的影响

肾脏损害表现为蛋白尿,多发生于反复发作的多关节炎或全身型,出现淀粉样变的患儿。

六、对骨骼系统的影响

关节炎是本病的必要条件,表现为关节肿胀,或关节活动受限伴疼痛或压痛,关节炎为固定性,非游走性,持续时间至少 6 周以上,并需除外机械损伤或其他类似原因。可伴有晨僵,但患儿对晨僵多表述不清,往往有晨重暮轻,或活动后减轻等描述。各关节均可受累,以腕、肘、膝、踝最为常见,手(足)指(趾)关节受累以多关节炎型多见,颞颌关节受累表现为张口受限和关节疼痛,影像学检查可见关节侵蚀,囊性变或骨质疏松,可见脊柱关节受累,如颈、胸、腰、骶,但需注意除外感染、占位、畸形等其他因素,以免造成误诊。寰枢椎关节炎可导致半脱位,应注意早期发现,及时颈托防护,防止猝死等不良事件的发生。腘窝部可见腘窝囊肿、髌上囊肿等。不同个体之间,全身型关节症状差异较大,大小关节均可受累。可表现为关节疼痛、肿胀、活动受限,病初以关节疼痛伴轻度肿胀多见,发热时伴随关节症状加重,热退后有缓解,受累关节以膝、腕、踝多见。随着疾病的进展逐渐从少关节到多关节,病情反复发作亦可累及颈椎、颞、颌、手小关节和髋关节,造成关节强直畸形,预后不良。

七、对血液系统的影响

贫血是 JIA 最常见的血液系统损害,多为轻中度,以小细胞低色素及正细胞性贫血多见,造成的原因为多方面的,与铁缺乏、铁利用障碍、骨髓增生异常、外周红细胞破坏增加及部分肺或消化道出血等多种因素相关。

全身型白细胞计数变化明显,表现为白细胞计数明显增高,可达$(30\sim50)\times10^9/L$,以多形核白细胞为主,随着炎症反应的控制,白细胞计数逐渐恢复正常。如白细胞计数降低应注意合并巨噬细胞活化综合征,本并发症 7%～15%的患儿可出现,为一种危及生命的严重并发症,常发生于疾病的活动期,但也可见于静止期。表现为持续高热,肝、脾淋巴结肿大,严重肝损害,血细胞下降(可以一系或三系),凝血功能障碍,神经系统病变。该病起病急,进展快,可造成多器官衰竭甚至死亡,如诊断不及时死亡率可达 $30\%\sim50\%$。在非全身型患儿也有报道发生 MAS,但发生率明显低于全身型。血小板在疾病活动期常表现为升高,高达 $1\,000\times10^9/L$,常为疾病恶化的征兆。

第四节　临床表现与治疗

一、临床表现

(一)SJIA

本型的特点为起病多急骤,伴有明显的全身症状。

1.发热

弛张热是此型的特点,体温每天波动于 $36\sim41$ ℃,骤升骤降,一天内可出现 $1\sim2$ 次高峰,高热时可伴寒战和全身中毒症状,如乏力、食欲缺乏、肌肉和关节疼痛等,热退后患儿活动如常,无明显痛苦。发热可持续数周至数月,自然缓解后常复发。

2.皮疹

皮疹也是此型典型症状,其特征为发热时出现,随着体温升降而出现或消退。皮疹呈淡红色斑丘疹,可融合成片。见于身体任何部位,但以胸部和四肢近端多见。

3.关节症状

关节痛或关节炎是主要症状之一。发生率在 80% 以上。可为多关节炎或少关节炎。常在发热时加剧,热退后减轻或缓解。以膝关节最常受累,手指关节、腕、肘、肩、踝关节也常受侵犯。反复发作数年后,部分患儿可形成关节强直。关节症状既可首发,又可在急性发病数月或数年后才出现。半数以上患儿有不同程度肌肉酸痛,多在发热时明显。

4.肝、脾及淋巴结肿大

约半数病例有肝、脾大,可伴有轻度肝功能异常,少数患儿可出现黄疸。体温正常后肝、脾可缩小。多数患儿可有全身淋巴结肿大,肠系膜淋巴结肿大时可出现腹痛。

5.胸膜炎及心包炎

约 1/3 患儿出现胸膜炎或心包炎。但无明显症状,心肌也可受累,但罕见心内膜炎。少数患儿可有间质性肺炎。

6.神经系统症状

部分患儿出现脑膜刺激症状及脑病的表现,如头痛、呕吐、抽搐、脑脊液压力增高及脑电图改变。

(二)少关节型 JIA

少关节型是 JIA 最常见亚型,多发生于女童(女性与男性比为 4∶1),发病高峰在 6 岁之前。少关节型在发病最初 6 个月内有 1～4 个关节受累。如果病程大于 6 个月关节、受累数大于 4 个,定义为扩展型少关节型;病程中受累关节少于或等于 4 个,定义为持续型少关节型。

膝、踝、肘或腕等大关节为好发部位,常为非对称性。其次为手的小关节,而这类关节受累预示银屑病关节炎的发生。颞颌关节受累常见,但由于其症状不典型,通常在疾病的晚期才被发现。病初很少累及腕关节,若累及则预示疾病进展为扩展型或多关节型关节炎。肩关节受累罕见。颈椎棘突受累可表现为斜颈。多数患儿以关节疼痛和晨僵为主诉。25% 的病例可无关节疼痛而仅有关节肿胀。虽然关节炎反复发作,但很少致残。

最常见的关节外表现为虹膜睫状体炎,又名慢性葡萄膜炎。20%～30% 患儿发生慢性虹膜睫状体炎而造成视力障碍甚至失明。但有部分患儿并无眼睛发红及畏光等不适表现,仅在常规裂隙灯检查中发现。葡萄膜炎常见于抗核抗体阳性患儿。

(三)多关节型 JIA(类风湿因子阴性)

类风湿因子阴性型占新发关节炎病例 20%～30%。本病的发病年龄有两个高峰,一个高峰为 3.5 岁左右,另一高峰是 10～11 岁。

关节炎起病隐匿,受累关节呈对称性或非对称性分布,可同时累及大小关节。典型病例的小关节滑膜炎与成人类风湿关节炎的区别在于幼年起病时近端指间关节而并非掌指关节最易受累。颈椎及下颌关节常易累及。抗核抗体阳性的患儿中,年龄<6 岁的女童常以非对称性关节炎起病,葡萄膜炎高发;抗核抗体阴性,年龄在 7～9 岁的大龄儿童常出现大小关节对称性受累。

(四)多关节型 JIA(类风湿因子阳性)

类风湿因子阳性型占 JIA 的 5%～10%。更多见于女性患儿,研究表明男女比例为 5.7∶12.8。

典型的关节症状表现为渐进性、对称性的多关节受累,多累及手部的小关节,如近端指间关节、掌指关节、腕关节;大关节受累情况与类风湿关节炎相似。儿童通常表现为 30 个以上的关节受累。病初可能伴有低热,此类发热与 SJIA 明显不同。类风湿因子阳性型患儿可发生脾大,伴白细胞计数减少。约 10% 患儿可出现类风湿结节,常见于肘关节周围。葡萄膜炎少见。本型关节症状较重,最终约半数以上发生关节强直变形而影响关节功能。

(五)银屑病性关节炎

银屑病性关节炎是指兼有关节炎和银屑病,或关节炎兼具以下至少 2 条者:指/趾炎、指甲异常(2 个以上指甲凹陷或指甲松动)、一级亲属有银屑病史。银屑病性关节炎患儿占 JIA 的 2%~15%。在美国,此型更常见于白种人,约 90% 的银屑病性关节炎患儿是白种人。女童较男童更易发病,典型的起病年龄为 7~10 岁。虽然银屑病可晚于关节炎起病多年发生,但大多在关节炎起病 2 年内伴发。具体病因尚不清楚,但本型有强烈的遗传倾向。

关节炎多为非对称性分布,大小关节均可受累(大关节通常为膝关节和踝关节),典型症状为指/趾炎,足趾较手指更为显著。15% 的银屑病性 JIA 患儿可发生葡萄膜炎。

(六)附着点炎症相关的关节炎

附着点炎症相关的关节炎,本病男性多发,男女之比为 6~9:1,以 8~15 岁儿童起病多见。本病的病因至今未明。目前认为由于患儿存在遗传易感因素,在某些环境因素触发下致病。本病有家族易感性,一般认为本病的发病与 HLA-B27 有显著的相关性,国外报道其阳性率为 90%。

典型病例表现为 6 岁以上男童起病(通常为青春期前及青春期),以骶髂关节、脊柱和四肢大关节的慢性炎症为主。

此型的一个显著特点是附着点炎(肌腱或韧带与骨骼的连接点)。髌骨下韧带、跟骨肌腱、插入跟骨的跖腱膜是最常受累部位。

关节炎以髋关节、膝关节、踝关节为主。表现为关节肿痛和活动受限,部分患儿有夜间痛,查体受累关节肿胀、触痛、活动受限,肌腱附着点肿胀、压痛。

病初脊柱不易受累,但部分患儿可能逐渐进展为具有成人强直性脊柱炎典型特点的骶髂关节炎和脊柱炎。骶髂关节病变可于起病时发生,但多数于起病数月至数年后才出现,典型症状为下腰部疼痛,初为间歇性,数月或数年后转为持续性,疼痛可放射至臀部,甚至大腿,查体骶髂关节压痛,"4"字征阳性。

随病情进展,腰椎受累时可致腰部活动受限,向前弯腰时腰部平直。严重者病变可波及胸椎和颈椎,使整个脊柱呈强直状态。当胸椎受累时胸廓扩展受限。测定腰部前屈活动的方法为 Schober 试验。其方法为在髂后上棘连线中点与垂直向上 10 cm 处及向下 5 cm 处各做一标志,测定腰部前屈时两点间的距离,正常人前屈时此两点间距可长达至 20 cm 以上(即增加 5 cm 以上)。或测量髂后上棘连线中点与垂直向上 10 cm 处点的活动范围,正常人两点间距离≥5 cm。

附着点炎症相关的关节炎可伴随急性前葡萄膜炎,表现为急性红眼、眼痛,若不治疗该病可能致盲。此外,还可有全身症状如低热乏力、食欲低下、消瘦和发育障碍等。

二、治疗

本病至今尚无根治方法,主要是减轻或消除关节症状,保持关节功能和防止关节畸形。

(一)一般治疗

让患儿及其家属了解疾病知识是治疗计划中的一部分。急性期应卧床休息。病变时间长者,建议加强功能锻炼及体育活动,以改善姿势和增强肌肉力量。物理治疗(如按摩、蜡疗、水疗、夹板固定于功能位置)有助于保持或恢复关节功能、减少肌肉挛缩以及防止畸形。

(二)药物治疗

1.非甾体抗炎药

非甾体抗炎药(non-steroidal anti-inflammatory drug,NSAIDs)是 JIA 治疗的一线药物,可快速缓解症状,但不能改善疾病的长期转归,应结合病情联合其他药物治疗。NSAIDs 常见不良反应包括恶心、胃烧灼感、肝功能异常、高胆红素血症等胃肠道反应,以及肾损伤、头晕、头痛、失眠、听力障碍、过敏等。在 SJIA 中,NSAIDs 单药治疗推荐用于病情较轻、疾病活动持续<1 个月的患儿,若治疗 1 周 SJIA 患儿体温未退,或 2~4 周后疾病活动度未达到有效应答者,建议使用激素等药物。在其他亚型 JIA 中,单一 NSAIDs 治疗多用于疾病活动性低、无关节畸形及预后不良因素者,如治疗 2 个月后,患儿关节炎仍然有活动,必须加用其他药物治疗。一种 NSAIDs 足量使用 1~2 周后无效才更换另一种,避免 2 种或 2 种以上 NSAIDs 同时服用。

2.改善病情抗风湿药物及免疫抑制剂

早期、合理使用抗风湿药物(disease-modifying anti-rheumatic drugs,DMARDs)可延缓病情进展,有助于减停激素,减少 JIA 致残风险。由于该类药物起效慢,1~

3个月起效,故也称慢作用药物,又称为激素助减剂。

(1)甲氨蝶呤(methotrexate,MTX):10~15 mg/m²,每周1次顿服。不良反应:胃肠道症状、一过性肝酶升高、肺间质病变、脱发等。需监测全血细胞计数,肝酶和肾功能。补充叶酸有助于预防肝酶异常、口腔溃疡等不良反应。MTX已作为JIA的一线用药,但对SJIA效果较差。

(2)柳氮磺胺吡啶:剂量为30~50 mg/(kg·d)(最大剂量2 g),分2~3次服用。不良反应:转氨酶升高、白细胞计数减少、低免疫球蛋白血症、胃肠道反应、中毒性肝炎、皮疹、骨髓抑制等。多关节型JIA患儿一经确诊,MTX是首选,也可应用来氟米特及羟氯喹等。ERA早期推荐使用MTX或柳氮磺胺吡啶,柳氮磺胺吡啶是ERA安全有效的药物。

(3)羟氯喹:剂量为4~6 mg/(kg·d)(最大剂量0.2 g),分1~2次口服。不良反应:视网膜炎、视野缺损、肝功能损害、白细胞计数减少和肌无力。建议每6~12个月进行1次眼科随访。

(4)环孢素A(cyclosporine a,CsA):可特异性抑制T细胞产生IL-2,抑制细胞免疫,是一种非细胞毒性药物。起效快,无骨髓抑制的不良反应。常用剂量4~6 mg/(kg·d),需注意检测其血浓度。主要不良反应有高血压、肝肾毒性、神经系统损害、胃肠道反应、齿龈增生及多毛等。CsA可用于重症SJIA,尤其是合并巨噬细胞活化综合征的患儿。

(5)硫唑嘌呤:对T细胞抑制较明显,并可抑制淋巴母细胞和浆母细胞,但不抑制巨噬细胞的吞噬功能。硫唑嘌呤常用剂量为1~2 mg/(kg·d),1次或分次口服,成人一般100 mg/d,维持量为50 mg/d。不良反应有脱发、皮疹、骨髓抑制包括血小板减少、贫血,胃肠反应有恶心、呕吐,可有肝损害、胰腺炎,对精子、卵子有一定损伤,出现致畸,长期应用可致癌。

3.糖皮质激素

糖皮质激素作为DMARDs起效前的"桥梁"作用,可用于JIA患儿并发严重血管炎、多脏器损害、持续高热、严重贫血、眼及中枢神经系统损害,但其仅能缓解关节症状,而不能使关节炎治愈,也不能防止关节破坏。糖皮质激素能迅速减轻关节炎症和全身症状,其剂量和给药途径根据疾病临床分类和病情严重程度而定。当SJIA患儿发热和关节炎不能被足量NSAIDs药物所控制时,可加服泼尼松0.5~1 mg/(kg·d),顿服或分次服用,一旦得到控制时即逐渐减量而停药。多关节型JIA患儿在使用NSAIDs及DMARDs,如关节炎仍活动,可短暂口服小剂量糖皮质激素,症状缓解后即尽快减量停用。少关节型JIA和银屑病性关节炎患儿一般不建议全身应用糖皮质激素。关节腔内注射糖皮质激素适用于少关节型 JIA，但 1 年不超过 4 次。合并膜睫状体炎时可用扩瞳剂及激素类眼药水滴眼。而对严重影响视力患儿，除局部注射激素外需加泼尼松口服，先每天服，继以隔天顿服。若 JIA 合并严重并发症如心包炎、致盲性虹膜睫状体炎或 MAS 等情况，则需大剂量甲泼尼龙冲击治疗，剂量为 10～30 mg/kg，最大量不超过 1 000 mg，1 剂/天，连续 3 天，随后给予小剂量的泼尼松口服或静脉维持，根据病情调整激素用量。

4.生物制剂

常用的有 TNF-α 抑制剂(依那西普、英夫利西单抗、阿达木单抗、格利木单抗)，在国内，阿达木单抗已有 JIA 适应证，抗 IL-6 单抗(托珠单抗)已有 SJIA 适应证，尚未在国内获批但在国外有儿童适应证的其他生物制剂还有抗 IL-1 单克隆抗体。

(1)依那西普为重组人可溶性肿瘤坏死因子受体融合蛋白。食品药品监督管理局已批准用于 2 岁以上多关节型 JIA。依那西普的推荐剂量为每周 0.8 mg/kg，分 1～2 次皮下注射，或每 2 周 1.6 mg/kg，分 3 次皮下注射，每周总量不超过 50 mg，一般在 3～4 周出现疗效。

(2)英夫利西单抗、阿达木单抗和格利木单抗均为 TNF-α 单抗。阿达木单抗是国内唯一获批儿童多关节型 JIA 适应证的药物，常用剂量为：以 30 kg 为界，体重 15～30 kg，每次给予 20 mg，每两周皮下注射 1 次；体重≥30 kg，每次给予 40 mg，每两周皮下注射 1 次；英夫利西单抗常用剂量为每次 3～6 mg/kg，于第 0、2、6 周各静脉滴注 1 次，以后每 8 周静脉滴注 1 次。格利木单抗剂量为成人每次 50 mg，儿童每次 2 mg/kg，1 次/月，皮下注射，后两者在国内尚无儿童适应证。

(3)托珠单抗是一种重组人类抗 IL-6 受体的单克隆抗体，在国内该药已获批适应证用于 2 岁及以上儿童 SJIA 及多关节型 JIA 的治疗。SJIA 患儿推荐剂量为：体重<30 kg 者，每次 12 mg/kg；体重≥30 kg 者，每次 8 mg/kg，静脉滴注，每两周 1 次；多关节型 JIA 患儿推荐剂量为每次 8 mg/kg，静脉滴注。

(4)托法替布片属于 JAK 抑制剂，属于小分子靶向药物，可有效抑制 JAK1 和 JAK3 的活性，阻断多种炎性细胞因子的信号转导。儿童口服剂量为体重 5～7 kg：每次 2 mg，2 次/天。>7～10 kg：每次 2.5 mg，2 次/天。>10～15 kg：每次 3 mg，2 次/天。>15～25 kg：每次 3.5 mg，2 次/天。≥40 kg，按成人剂量，每次 5 mg，2 次/天，但该药在国内尚无儿童适应证。

第五节 预防与预后

一、预防

（1）密切监测体温变化。观察有无皮疹、眼部受损及心功能不全的表现，有无脱水体征。如发现异常，及时报告医师处理。

（2）体温38.5 ℃以下采用物理降温法，注意忌用乙醇酒精擦浴，及时擦干汗液，更换衣服，以保持皮肤清洁，防止受凉。体温38.5 ℃以上，遵医嘱给予退热药物应用。

（3）保证患儿摄入充足水分及热量，并给予高热量、高蛋白、高维生素，易消化饮食。

（4）急性期应卧床休息，并注意观察关节炎症状：如有无晨僵、疼痛、肿胀、热感、运动障碍及畸形。

（5）指导患儿用放松、分散注意力的方法控制疼痛或局部湿热敷止痛。

（6）急性期过后尽早开始关节的康复治疗，指导家长帮助患儿做关节的被动运动和按摩，同时将治疗性的运动融入游戏中，如游泳、抛球、骑脚踏车、踢球、捻黏土等，以恢复关节功能，防止畸形，若运动后关节疼痛肿胀加重可暂时停止运动。鼓励患儿在日常生活中尽量独立，像正常儿童一样生活，并提供帮助独立的设备。

（7）NSAIDs常见的不良反应有胃肠道反应，对凝血功能、肝、肾和中枢神经系统也有影响，故长期用药的患儿应每2～3个月检查血常规和肝、肾功能。

（8）使用免疫抑制剂应注意观察药物不良反应，如白细胞计数降低等。

（9）使用糖皮质激素，要根据医嘱，按时按量服用，不可随意减量，定期检测血压、血糖、血钾、血常规、大便潜血，小儿应定期检测生长和发育情况。

二、预后

关节残疾、畸形是JIA最常见的并发症，合并葡萄膜炎者可致盲。若能及时诊断、治疗得当，可明显减少致残率。大多数少关节型JIA预后较好，但部分患儿病情易反复。多关节型JIA预后较差，容易致残，类风湿因子阳性较类风湿因子阴性多关节型JIA患儿5年缓解率低。SJIA是JIA中病情最重、预后最差的一种亚型，容易合并MAS而导致死亡。ERA症状常持续或反复发作，持续多年后转入静止状态,但若不积极治疗,部分患儿最终累及脊柱而造成脊柱强直。

研究显示 JIA 总体预后较以前发现的差,30%～40%逐渐进展为关节残疾,严重的残疾主要为关节功能丧失或因虹膜睫状体炎所致的视力障碍。病死率为0.4%～2.0%,主要见于有淀粉样变性和巨噬细胞活化综合征的全身型患儿。50%～70%的全身型和多关节炎型 JIA 患儿、40%～50%的少关节炎 JIA 患儿进入成人期后仍然有活动性病变。有些患儿在数年缓解后在成人期偶尔会复发。JIA 不同亚型预后不同,80%～90%类风湿因子阴性的患儿预后良好,尽管其中一部分长期处于活动状态,但较少发生关节功能残疾。50%以上类风湿因子阳性 JIA 多关节型患儿要发生永久性关节破坏和残疾。SJIA 可反复发作,大部分在急性热退后关节症状迅速消退,经 7～10 年随访,25%左右发生严重关节畸形和功能障碍。全身型有重要脏器受累者未经及时和适当的治疗,可有生命危险。少关节炎型和多关节炎型临床经过可互相转化,关节炎持续活动 1～2 年有发生侵蚀性关节炎的危险。7%～48%遗留有明显的关节功能障碍,少关节炎型可发生虹膜睫状体炎,导致失明。

第七章

系统性红斑狼疮

系统性红斑狼疮(systemic lupus erythematosus,SLE)是一种侵犯全身多系统和多脏器结缔组织的自身免疫性疾病。患儿体内存在多种自身抗体及免疫学改变。该病临床表现多样,除发热、皮疹等共同表现外,亦可因受累脏器不同而表现各异。可隐匿起病,常常先后或同时累及泌尿、神经、循环、血液、呼吸等多个系统,有潜在致命性,如不积极治疗,儿童 SLE 的预后远比成人差。

儿童 SLE 的患病率尚不清楚,据国外文献统计,发病率为(10～20)/10 万,15%～20% 的 SLE 患儿在儿童期发病,约 85% 的病例会在 8 岁以后发病。我国近年来由于实验室检测技术的发展和临床诊断水平的提高,本病的发病率增多,仅次于儿童幼年特发性关节炎,居儿童全身性结缔组织病第二位。

第一节　病因与发病机制

一、病因

(一)遗传因素

国外报道 12% 的 SLE 患儿近亲患有同类疾病。单卵双胎的 SLE 同病率较高(14%～57%)。SLE 患儿同胞兄弟姐妹发生 SLE 的风险是一般人群的29倍。在母亲患狼疮的 195 例儿童中,抗核抗体的阳性率为27%。已有资料表明,本病的发病与人类白细胞抗原Ⅱ类基因 DR、DQ 位点的多态性相关。有研究显示,美国黑人 SLE 患儿与 DRB1 * 1503、DQA1 * 0102 和 DQB1 * 0602 相关,我国南方汉人与 DRB1 * 0301 及 DQB1 * 0608 相关。此外,HLA-B8、DR3、C2、C4(特别是 C4a)与本病的相关性均有报道。这些均提示本病存在遗传倾向。据报告,儿童红斑狼疮的发作与携带 HLA-DRB1 * 15、DRB1 * 03 基因有关,这二者为疾病相关基因。而 DRB1 * 04 频率降低,可能为保护基因。发生 DRB1 * 15 基因编码序列突变者以重症患儿为主,提示 HLA 分子改变对功能的影响。

(二)环境因素

环境因素在 SLE 的发病中也起了一定的作用。目前已经明确的可以加重 SLE 的环境因素主要是紫外线 β 照射会使 SLE 患儿 DNA 胸腺嘧啶二聚体增多,这大大增加了 DNA 的免疫原性。还有研究显示紫外线 β 照射会使 SLE 患儿皮肤角化细胞凋亡增多。

(三)其他

除了紫外线 β 照射,其他可能与 SLE 发病有关的环境因素还包括激素、感染、药物及某些化学物质。

二、发病机制

与成人 SLE 一样,本病的病因及发病机制尚不明了,近年来大量研究证明本病是在遗传易感的体质基础上,外界环境作用激发机体免疫功能紊乱及免疫调节异常,进而引起的一种自身免疫性疾病。

遗传因素方面,国外报道 12% 的 SLE 患儿近亲患有同类疾病,同卵双胎发病高达 69%。有资料表明,本病的发病与人类 HLA 原 II 类基因 DR、DQ 位点的多态性相关。据相关报告,儿童红斑狼疮的发病与携带 HLA-DRB1 * 15、DRB1 * 03 基因有关,这两者为疾病相关基因。而 DRBI * 04 频率降低,可能为保护基因。婴幼儿早发型狼疮多数和单基因表达异常有关,如 TREX1、SAMHD1、STING1 位点表达异常。有红斑狼疮素质的人群,特别是女性,受到外界的诱因,如紫外线、药物、感染等刺激,引起体内一系列免疫紊乱,从而致病。患儿细胞免疫功能低下,T/B 细胞之间,T 细胞亚群之间平衡失调,致 B 细胞功能亢进,自发产生大量自身抗体。由此引起淋巴细胞减少,抗淋巴细胞抗体与神经元组织交叉反应,可引起中枢神经系统病变。大量抗原抗体复合物沉积在皮肤血管壁、表皮和真皮连接处、肾小球血管壁及其他受累组织,造成靶器官损害。此外,患儿在免疫失衡方面还可以表现为干扰素通路及相关细胞因子表达异常,如 IL-1、IL-2 减少,IL-4、IL-6 分泌增加等。

第二节　诊断与鉴别诊断

一、诊断

(一)实验诊断

儿童 SLE 患儿的实验室改变与成人基本相同。除尿检查及血常规异常外，尚有红细胞沉降率增快，CRP 阳性，γ球蛋白增高及血清免疫学检查异常等。

抗核抗体阳性对本病有重要诊断意义。用免疫荧光法测定 ANA，可见 4 种图型：均质型、周边型、斑点型和核仁型。其中周边型对诊断 SLE 最有意义，因它代表抗双链 DNA(anti-dsDNA antibody，抗 dsDNA)抗体，对本病诊断特异性最高。与成人 SLE 相比，10％～15％儿童 SLE 患儿 ANA 随着疾病活动度降低，有转阴的可能。

抗 dsDNA 抗体对本病有高度特异性，并与疾病活动性密切相关。可提取抗核抗体包括抗 Sm、RNP、SSA、SSB 抗体，其中抗 Sm 抗体是 SLE 的标记抗体，对本病诊断具有高度特异性，但临床上具有此抗体的儿童 SLE 患儿仅占 30％。因此，一旦出现，则很有诊断价值。

(二)其他检查

肾活检对了解肾脏病理的分型及预后，进而确定患儿的治疗方案很重要。

(三)诊断标准

1.美国风湿病学会的 SLE 分类

儿童狼疮的诊断标准与成人相同，须符合美国风湿病学会(ACR)修订的 SLE 分类标准 11 项中的 4 项才能做出诊断。

(1)颊部红斑。

(2)盘状皮疹。

(3)日光过敏。

(4)口腔溃疡。

(5)关节炎。

(6)浆膜炎：胸膜炎或心包炎。

(7)肾脏改变：①持续性尿蛋白＞0.5 g/d 或＋＋＋。②可见细胞管型。

(8)神经病变：除外药物或已知代谢紊乱导致的癫痫发作或精神病。

(9)血液学改变：①溶血性贫血，伴网织红细胞增多。②白细胞计数减少，$<4\times10^9/L$。③淋巴细胞减少，$<1.5\times10^9/L$。④血小板减少，$<100\times10^9/L$（除外药物因素）。

(10)免疫学改变：①抗 dsDNA 抗体阳性。②抗 Sm 抗体阳性。③抗磷脂抗体阳性：包括血清 IgG 或 IgM 型抗心磷脂抗体水平异常；或标准方法检测狼疮抗凝物阳性；或至少持续 6 个月的梅毒血清实验假阳性。

(11)抗核抗体：滴度异常。

2.中华医学会儿科分会肾脏病学组制定的 LN 诊断标准

在确诊为 SLE 的基础上，患儿有下列任一项肾受累表现者即可诊断为 LN。

(1)尿蛋白检查满足以下任一项者：1 周内 3 次尿蛋白定性检查阳性；或 24 小时尿蛋白定量＞150 mg；或尿蛋白/尿肌酐＞0.2 mg/mg，或 1 周内 3 次尿微量清蛋白高于正常值。

(2)离心尿每高倍镜视野红细胞＞5 个。

(3)肾小球和/或肾小管功能异常。

(4)肾活检异常，符合 LN 病理改变。

3.国际肾脏病学会/肾脏病理学会 LN 分类标准

一旦 SLE 诊断成立，且临床上出现持续性蛋白尿＞0.5 g/d 或多次尿蛋白≥+++，和/或细胞管型尿（可为红细胞、血红蛋白、颗粒管型或混合性管型），则临床上即可诊断为 LN。

Ⅰ型：轻微系膜型 LN。特点为光镜下正常，免疫荧光见系膜轻微免疫复合物沉积。Ⅰ型患儿的尿液分析及血清肌酐浓度通常正常。Ⅰ型为最早期、最轻微的肾小球受累。

Ⅱ型：系膜增殖型 LN。特点为光镜下系膜细胞增殖，基质增多，免疫荧光见免疫复合物沉积限于系膜区。患儿表现为镜下血尿和/或蛋白尿，高血压并不常见。

Ⅲ型：局灶增殖型 LN。内皮细胞增殖，免疫复合物沉积于内皮下，＜50%肾小球受累。几乎所有患儿都可见血尿和蛋白尿，其中一些还存在肾病综合征、高血压和/或血浆肌酐浓度升高。当肾小球受累少于 25%时，肾小球仅表现为节段性增生但无坏死时，进行性肾功能障碍较少见。根据病变的炎症活动度（或慢性程度），还可将Ⅲ型 LN 分为不同的亚型：Ⅲ（A），活动性病变，局灶增生性 LN。Ⅲ（A/C），活动性和慢性病变，局灶增生和硬化性 LN。Ⅲ（C），慢性病变伴有肾小球硬化，局灶硬化性 LN。

Ⅳ型:弥漫增殖型 LN。内皮细胞增殖,免疫复合物沉积于内皮下,≥50%肾小球受累。所有活动性疾病患儿都存在血尿和蛋白尿,肾病综合征、高血压和肾功能不全常见。

根据肾小球受累为节段性(S)还是球性(G),以及病变的炎症活动度(或慢性程度),也可将Ⅳ型 LN 分为不同亚型。Ⅳ-S(A):活动性病变,弥漫性节段性增生性 LN。Ⅳ-G(A):活动性病变,弥漫性球性增生性 LN。Ⅳ-S(A/C):活动性和慢性病变,弥漫性节段性增生和硬化性 LN。Ⅳ-G(A/C):活动性和慢性病变,弥漫性球性增生和硬化性 LN。Ⅳ-S(C):慢性病变伴有硬化,弥漫性节段性硬化性 LN。Ⅳ-G(C):慢性病变伴有硬化,弥漫性球性硬化性 LN。

Ⅴ型:膜型 LN。特点为肾小球毛细血管祥基底膜增厚,免疫复合物上皮细胞下沉积。患儿主要表现为肾病综合征,虽然也可能出现血尿和高血压。血浆肌酐浓度通常正常或仅轻度升高。

Ⅵ型:硬化型 LN。特点为累及 90%以上肾小球的球性硬化,无活动性病变。患儿表现为慢性进展性肾功能不全伴蛋白尿,尿沉渣检查相对正常。

二、鉴别诊断

本病应与其他风湿性疾病如幼年特发性关节炎、皮肌炎、硬皮病、混合结缔组织病、血管炎等鉴别,其他需要鉴别的疾病包括细菌或病毒感染、各种类型的肾脏病慢性活动性肝炎、血液病如血小板减少性紫癜溶血性贫血等。

第三节　对其他系统的影响

一、对心血管系统的影响

(一)对心脏的影响

心包、心肌、心内膜均可受累。其中以心包炎为多见。一般积液量不多,重症患儿可出现大量心包积液,但心脏压塞者少见。约 10%病例出现心肌炎,轻者仅见心电图异常,表现为异位搏动及各种传导阻滞,重症出现心脏扩大和心力衰竭。心内膜炎常与心包炎同时存在。疣状心内膜炎常发生在二尖瓣,可出现二尖瓣和主动脉瓣狭窄和闭锁不全,在相应部位可听到杂音。近年来已注意到冠状动脉的病变,表现为动脉炎,甚至发生心肌梗死。

(二)对血管的影响

本病的血管炎多侵犯小血管、小动脉和小静脉。狼疮危象是由于广泛性、急性血管炎所致,急剧发生的全身性疾病,常可危及生命。

二、对呼吸系统的影响

临床及亚临床肺胸膜病变是儿童时期 SLE 常见的表现。最常见的为胸膜炎伴积液,国外报道发生率为 50%,我国儿童狼疮呼吸系统受累发生率约为 40%～89%,其中胸膜病变及浆膜炎占 50%～75%。胸腔积液可为单侧或双侧,一般为少量至中等量。本病肺损害可为轻度无症状的肺浸润,也可危及生命。根据肺部病变性质,可分为急性狼疮性肺炎、广泛性肺泡出血及慢性间质纤维化等。急性狼疮性肺炎及广泛性肺出血其发生率低,常呈暴发型而迅速死亡。急性狼疮肺炎的表现是急性发热、呼吸困难、咳嗽及胸疼,X 线可见双肺弥漫性斑状浸润。但诊断狼疮肺炎时必须与其他肺部感染相鉴别。广泛性肺泡出血需与特发性肺含铁血黄素沉着症鉴别,严重肺出血可迅速死亡。

三、对神经系统的影响

中枢神经系统的弥漫性脑功能障碍(35%～60%),以器质性脑综合征为代表。患儿表现为意识障碍、定向力障碍、智力减退、记忆差、计算不能等,可伴有异常行为如冲动、伤人、自伤幻觉、妄想和木僵等。局灶性脑功能障碍(10%～35%),以癫痫和脑血管意外为主。其症状为癫痫大发作、头痛、嗜睡、眩晕视物模糊等。还可出现脑神经麻痹舞蹈样动作、震颤偏瘫、失语等。周围神经损害较少见,表现为多发性神经炎等。

四、对消化系统的影响

患儿可有腹痛、腹泻、恶心、呕吐等。剧烈腹痛需与急腹症相鉴别。少数患儿可发生无菌性腹膜炎,出现腹痛和腹水。偶可发生肠道坏死性血管炎而致肠坏死或穿孔,需外科手术治疗。

五、对泌尿系统的影响

与成人相比,儿童更易发生肾脏受累。临床出现肾脏受累者占 60%～82%,其中约 22%病例发展为肾衰竭。狼疮肾脏损害多发生在肾外症状出现的同时或于起病 2 年内,少数患儿 LN 的症状可出现于肾外症状之前。

六、对骨骼系统的影响

60%～75%病例有关节症状。表现为关节炎或关节痛。50%的病例起病时

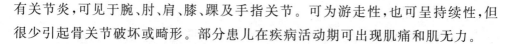

有关节炎,可见于腕、肘、肩、膝、踝及手指关节。可为游走性,也可呈持续性,但很少引起骨关节破坏或畸形。部分患儿在疾病活动期可出现肌痛和肌无力。

七、对血液系统的影响

多数患儿有不同程度的贫血。贫血为多种因素引起,包括慢性疾病引起的IDA和肾功能不全或出血而引起的贫血。也可能是由自身免疫性溶血所致,此类患儿除贫血外,还伴有网织红细胞增多和抗人球蛋白试验阳性。约50%患儿白细胞计数减少,15%～30%出现血小板减少。有些病例以血小板减少引起出血起病,常误诊为血小板减少性紫癜。

第四节 临床表现与治疗

一、临床表现

本病可见于儿童的各个年龄阶段,但5岁以前发病者很少,至青春期明显增多。最新的文献表明,婴幼儿早发型狼疮患儿的临床表现和儿童期起病的SLE也有所差异。此外,新生儿狼疮综合征患儿母亲多具有风湿免疫性疾病尤其是结缔组织病病史,由于孕期免疫表达异常,通过母婴途径激活患儿的免疫系统进而应答,产生临床症状,该类疾病转归和预后与儿童期SLE不同。儿童SLE的总体临床特点为全身多器官、多脏器损害,临床表现多样,首发症状各异。除少数病例呈急性起病外,早期表现多为非特异全身症状,如发热,尤以低热常见,全身不适、乏力、体重减轻、食欲缺乏、关节酸痛等;也可以是以某一系统或某一器官损害的征象为早期表现,如皮疹、雷诺现象、口腔溃疡、脱发、淋巴结肿大、贫血、紫癜等;甚至可以某一项或几项实验室指标异常为早期表现,如蛋白尿或血尿,不明原因的红细胞沉降率增快,γ球蛋白增高,肝功能某一项或几项数据异常,心电图异常等。上述某一特殊表现可以单独存在持续数月至数年,而其他系统表现并不出现。

(一)全身症状

绝大多数患儿有发热。可表现为不同热型,高热或低热,持续或间歇性发热。其他表现可有食欲缺乏、乏力、体重下降等。

(二)皮肤黏膜症状

70%患儿可见皮肤症状。典型的蝶形红斑仅见于50%病例,皮疹位于两颊和鼻梁,为鲜红色或紫红色的斑丘或斑片疹,边缘清晰,伴有轻度水肿,很少累及上眼睑。有时可伴毛细血管扩张、鳞片状脱屑。炎性渗出加重时可见水疱、溃疡或糜烂、痂皮等表现。上述皮疹消退后一般不留瘢痕,但有时可留有色素沉着。其他皮肤表现有红色斑疹、丘疹、急性丹毒样或大疱样皮疹、结痂和紫癜等。上述表现在全身各处皮肤均可见。手掌、足底和指/趾末端常有红斑。口腔黏膜、牙龈、硬腭、软腭可出现红斑、出血点、糜烂和溃疡,类似溃疡也可出现于鼻黏膜。此外,患儿还可出现脱发、雷诺现象,指/趾坏疽等。患儿常有日光过敏,暴晒后皮疹加重或出现新皮疹。小儿盘状狼疮较成人少见。10%~20%病例在整个病程中不出现皮疹。

(三)肺部及心血管受累

SLE患儿肺部及心脏血管受累复杂多样,其中肺部受累:①肺实质病变;②胸膜病变;③肺血管病变,包括肺动脉高压(pulmonary arterial hypertension,PAH)、肺血栓栓塞、肺血管炎、弥漫性肺泡出血等;④皱缩肺综合征。

心脏血管受累包括:①心包炎;②心内膜炎,可伴有瓣膜关闭不全和无菌性赘生物形成;③心肌炎,可出现心脏收缩或舒张功能障碍及各种心律失常;④血管病变,可累及各级血管,出现血管狭窄、闭塞、扩张和血管瘤。

PAH既属于肺部病变又属于血管病变,起病隐匿,临床表现缺乏特异性,早期诊断困难,是SLE的重要死亡原因之一。2018年第6届世界肺高压大会将PAH的诊断界值从平均肺动脉压3.3 kPa(25 mmHg)降至2.7 kPa(20 mmHg),这将有利于实现SLE相关PAH的早期诊断和治疗。

PAH的危险分层研究是近几年重要的进展,从2015年欧洲心脏病学会/欧洲呼吸学会颁布的肺高压诊治指南到2018年世界肺高压大会提出的简化版PAH危险分层,以及美国REVEAL队列研究的危险分层公式,均强调了应根据心功能分级、6分钟步行距离、血生化标志物和血流动力学等指标共同决定PAH预后的危险分层。最近的研究证实了REVEAL预后模型在我国SLE-PAH队列中的有效性。此外,研究者还揭示了SLE相关PAH的临床异质性,可能存在"血管炎"和"血管病"两种亚型,需要不同的治疗策略并有不同转归。我国SLE研究协作组开展了多项SLE-PAH相关研究,发现SLE患儿PAH患病率为3.89%;相关危险因素为浆膜炎、抗U1核糖核蛋白抗体阳性及肺功能一氧化碳弥散率占预计值<70%;SLE-PAH患儿的5年生存率为72.9%,5年治疗

达标率为 62.7%，确诊时存在浆膜炎、6 分钟步行距离＞380 m 及心指数≥2.5 L/(min·m²)是患儿达标的独立预测因素。根据以上证据，我国 SLE 研究协作组在国际上首次提出 SLE-PAH 的双重达标治疗策略，发布了《中国成人 SLE 相关肺动脉高压诊治专家共识》。

(四)血液系统受累

SLE 血液系统受累十分常见。SLE 累及血液系统可表现为白细胞计数降低、自身免疫性溶血性贫血、免疫性血小板减少、血栓性血小板计数减少性紫癜和巨噬细胞活化综合征等。据报道 SLE 患儿早期出现血小板计减少提示更高的疾病活动度和严重程度，血小板减少是患儿死亡的独立危险因素。中国 SLE 研究协作组的数据显示，血小板计数减少和白细胞计数减少与 LN 和高疾病活动度相关，血小板减少症患儿长期生存率明显降低，长病程是此类患儿死亡的独立危险因素。以 TTP 为代表的血栓性微血管病也是 SLE 的严重并发症，比较了 SLE-TTP 与原发 TTP 的临床特征，发现 SLE-TTP 相比原发 TTP 患儿的肾脏受累较轻，治疗反应和预后较好。MAS 是一种危及生命的炎症风暴表现，常继发于 SLE，SLE-MAS 的发生与 SLE 原发病活动或感染相关，死亡率为12.5%。SLE 患儿常出现抗磷脂抗体，其中部分患儿可继发抗磷脂综合征。我国 44% 的 SLE 患儿抗磷脂抗体阳性。

(五)其他系统受累

除上述脏器外，SLE 可累及全身所有系统，其中皮肤黏膜、肌肉关节受累十分常见。据相关报道我国 SLE 患儿颊部红斑、光过敏、口腔溃疡、关节炎的比例分别为 47.9%，25.0%，22.1% 和 54.5%。此外，眼部、浆膜、消化系统受累也不少见。基于中国系统性红斑狼疮研究协作组数据库的研究显示，瘢痕性脱发在中国 SLE 患儿中的患病率为 7.8%，积极的免疫抑制剂治疗有助于阻止其发生；浆膜炎患儿发生肾脏、肺部、血液系统受累和血清学活动的比例明显升高，SLE 的病情活动程度评分的分更高，应积极治疗。对 SLE 消化系统受累的两种重要亚型——蛋白丢失性肠病(protein-losing enteropathy, PLE)和假性肠梗阻(intestinal pseudo-obstruction, IPO)进行分析，结果显示，PLE 的发生率为0.9%，抗 SSA 抗体阳性、低蛋白血症和高胆固醇血症是发生 PLE 的预测因素。我国 SLE 患儿 IPO 的发生率为 1.96%，其中57.6%的患儿以 IPO 为 SLE 的首发表现，容易误诊；肾病综合征、其他内脏平滑肌受累(肾盂输尿管扩张、胆管扩张)以及 IPO 作为首发症状时提示预后不良，而器官受累多、免疫抑制剂依从性差的患儿更易复发。以 CT 影像评分来评估 SLE 胃肠道受累的预后，可能有助于今后的个体化治疗。此外,研究发现,SLE 合并原发性胆汁性胆管炎者罕见(0.27%),此类 SLE 患儿起病年龄高,诊断更困难,生存率更低,3 年生存率仅 88.4%。可出现巩膜炎、虹膜炎、视网膜血管炎和出血。眼底检查可见棉絮状斑。

二、治疗

(一)一般治疗

急性期应卧床休息,加强营养,避免日光暴晒。缓解期应逐步恢复日常活动及学习,但避免过劳。积极防治感染,避免服用诱发狼疮的药物(磺胺、肼屈嗪、普鲁卡因胺、保泰松、对氨基水杨酸等),防止因药物治疗而发生严重反应。局部皮肤损害可涂抹泼尼松软膏。

(二)药物治疗

1.免疫抑制剂

常用药物为环磷酰胺、硫唑嘌呤和甲氨蝶呤等。由于此类药物对本病的活动控制不如激素迅速,因此,不提倡作为治疗本病的单一或首选药物。

(1)羟氯喹对控制皮肤损害、光敏感及关节症状有较好的效果,如与肾上腺皮质激素同时用可减少肾上腺皮质激素的剂量。目前认为对于 SLE 患儿,如果没有禁忌均应在开始治疗时即同时加用羟氯喹,最近的研究也表明其对孕妇和胎儿是安全的,故可用于妊娠期间 SLE 的维持治疗。剂量为 $5 \sim 6$ mg/(kg·d),可一次或分两次服用。用药 $1 \sim 2$ 个月疗效达到高峰。由于本药有蓄积作用,易沉积于视网膜的色素上皮细胞,引起视网膜变性而造成失明,因此,开始服用和以后每 $4 \sim 6$ 个月,进行全面眼科检查。由于羟氯喹对心脏的不良反应,禁用于有心脏病史者,特别是心动过缓或有传导阻滞者。

(2)环磷酰胺(cyclophosphamide,CTX)对各类狼疮均有效,特别是对严重肾损害如弥漫增殖性肾炎、中枢神经系统和肺损害,早期与糖皮质激素联合使用是降低病死率和提高生命质量的关键。CTX 静脉冲击治疗是减少肾纤维化、稳定肾功能和防止肾衰竭的一种有效方法。其剂量为 $0.8 \sim 1$ g/m²,每月 1 次,连用 $6 \sim 8$ 次;首次剂量为 0.8 g/m²,第 8 次后改为每 3 个月 1 次,维持 $1 \sim 3$ 年。同时将泼尼松减量至 0.5 mg/(kg·d)。使用时需要注意:①急性肾衰竭当肌酐清除率<20 mL/min 时,可在甲泼尼松龙冲击获得缓解后,再行 CTX 冲击。冲击时应充分水化(每天入量>$2\,000$ mL/m²)。②近 2 周内有过严重感染,或白细胞计数<4×10^9/L,或对 CTX 过敏,或 2 周内用过其他细胞毒性药物,重症肾病综合征表现时,应慎用 CTX。

由于儿童 SLE 的发病高峰在 11～15 岁,因此,治疗前应考虑青春期发育的问题。对青春期(特别是男童)的治疗,应与家长和患儿充分交代和讨论 CTX 的性腺损伤问题,欧洲已有学者提出在儿童 SLE 的诱导缓解方案中,霉酚酸酯可以作为与 CTX 等同位置的选择之一,成人较大样本的研究表明在 SLE 诱导缓解治疗中霉酚酸酯有不低于 CTX 的作用。目前,在 LN,应用 CTX 冲击治疗尿蛋白消失后可用硫唑嘌呤维持,剂量为 1.0～2.5 mg/(kg·d)。

(3)甲氨蝶呤与硫唑嘌呤可分别与糖皮质激素联合应用,甲氨蝶呤的剂量为 5～10mg/m²,每周 1 次顿服,或硫唑嘌呤 1～2.5 mg/(kg·d),对控制 SLE 的活动及减少激素用量有较好的作用。

(4)硫唑嘌呤适用于糖皮质激素抵抗、依赖或 CTX 不能耐受的 LN 患儿。

(5)来氟米特为新型的合成类免疫抑制剂。最近经过随机对照研究显示,来氟米特联合糖皮质激素治疗增生性 LN 有很好的疗效,并且其药效和安全性与 CTX 类似,能够显著缓解患儿的临床症状,改善狼疮活动指标和肾脏病理改变。

(6)霉酚酸酯可有效地控制Ⅳ型 LN 活动,适用于其他免疫抑制剂不耐受的患儿。常用剂量 20～30 mg/(kg·d),每天 2 次。其不良反应较小,也常作为维持治疗之选。

(7)钙调磷酸酶抑制剂:①环孢素 A 可用于某些激素加 CTX 治疗无效或因种种原因不能使用 CTX 治疗的患儿,但其长期疗效尚不明确,且长期口服应注意感染、高尿酸血症及肝肾损伤等不良反应,其停药后易于复发,价格昂贵,故不作为一线用药。②在 LN 诱导治疗时,不管是在安全性还是在总体缓解率,尤其是在减少蛋白尿方面,他克莫司优于 MMF、CTX。然而,研究存在种族和地域问题,他克莫司主要集中在亚洲,而 MMF、CTX 则更全球化。

2.生物制剂

由于自身免疫性 B 淋巴细胞在 SLE 发病中的重要作用,近年来清除 B 淋巴细胞的生物治疗取得了很好的疗效。B 细胞清除的定义为治疗后 B 细胞少于外周血淋巴细胞的 1% 或计数<5 个/微升。除作用于 CD20 分子的利妥昔单抗以外,其他一些药物也已在国外上市或者正在进行临床试验,例如作用于 CD22 分子的依帕珠单抗、抗 B 细胞活化因子(B cell activating factor,BAFF)的贝利木单抗及抗 BAFF 和增殖诱导配体的阿塞西普等。另外还有其他一些生物制剂,也已有初步研究可以用于 SLE 的治疗,包括多种细胞因子的抗体如毒性 T 细胞抗原融合蛋白阿巴西普,以及最近开发的脾酪氨酸激酶抑制剂和 Janus 激酶抑制剂等。利妥昔单抗为人鼠嵌合型抗 CD20 单抗,欧洲风湿病联盟及之前的一项

随机对照试验均未能证实利妥昔单抗治疗 LN 优于标准治疗,但来自多项非对照研究的最终证据表明,约半数对传统免疫抑制剂耐受的肾炎患儿接受利妥昔单抗治疗后有效。

(三)糖皮质激素治疗

糖皮质激素是治疗本病的主要药物。小儿 SLE 一般均有主要脏器受累,如肾脏和中枢神经系统,而且病情变化快。因此,绝大多数患儿均需以糖皮质激素作为首选药物。开始剂量宜大,泼尼松 1.5～2.0 mg/(kg·d),分 3～4 次服,维持用药至临床症状缓解,化验检查(红细胞沉降率、白细胞、血小板、网织红细胞、补体及尿蛋白)基本正常,最少不能少于 4 周逐渐减量,初期每次可减 5～10 mg,以后为每 1～2 周减 2.5～5.0 mg,待病情稳定后以最小维持量如 5～10 mg/d,长期维持。在长期用药过程中应注意激素的不良反应,如严重细菌感染、肺结核扩散、真菌感染或病毒感染。此外,还可见高血压、骨质疏松、股骨头无菌坏死、生长发育停滞、消化道出血、白内障、糖尿病和精神症状等,应引起高度警惕和重视。在应用中应密切监测血压、眼压及血糖等指标,尽可能早的将其剂量减少到较小剂量维持,同时应注意避免应用对下丘脑-垂体-肾上腺轴抑制作用较大的药物,如地塞米松等长效或超长效的糖皮质激素,以防止肾上腺皮质功能不全的发生。用糖皮质激素的同时应加服鱼肝油和钙片,如合并有结核感染,应同时服用异烟肼。在减药过程中如果病情不稳定,可暂时维持原剂量不变或酌情增加剂量或加用免疫抑制剂。

对于严重的 LN,如弥漫增殖性肾炎及中枢神经系统症状可用甲泼尼松龙冲击治疗,剂量为 15～30 mg/kg,最大量不超过 1 g,每天 1 剂,连续 3 天,然后改用泼尼松口服。必要时可 3～5 天再重复一个疗程。大剂量甲泼尼松龙冲击的不良反应为高血压和心律失常。甲泼尼松龙冲击时,强调缓慢静脉注射 60 分钟以上,并进行心电监护。

观察疾病活动度的症状和体征为皮疹加重,关节肿痛和大量脱发。实验室指标为红细胞沉降率加快、白细胞和/或血小板计数减少、溶血性贫血(血色素下降、网织红细胞增高及抗人球蛋白试验阳性)和补体。而抗核抗体、抗 Sm、RNP、SSA、SSB 抗体只是 SLE 的诊断指标,而不是观察疾病活动度和疗效判断的指标。

(四)其他疗法

1.静脉滴注大剂量丙种球蛋白

免疫球蛋白对 SLE 有一定治疗作用。因价格昂贵,故主要用于:①重症

SLE；②常规剂量的糖皮质激素和/或免疫抑制剂治疗无效；③作为联合治疗的一部分；④并发严重感染；⑤顽固性血小板减少的长期治疗。方法为：400 mg/(kg·d)，连用2～5天，以后酌情每月1次；或1 g/(kg·d)，1天内滴入。

2.血浆置换

血浆置换能去除血浆中抗原、抗体及免疫复合物，并改善单核吞噬细胞系统的吞噬功能，可达到控制病变活动的目的。可用于弥漫增生型LN活动期，尤适用于激素冲击治疗合并细胞毒性药物仍不能控制活动性病变，且肾功能急骤恶化时。

3.多靶点维持治疗

多靶点治疗指多种免疫抑制剂的联合应用，旨在提高药物有效性，减少药物用量，进而减轻药物不良反应。在诱导缓解期，多靶点治疗组（同时使用糖皮质激素、他克莫司、霉酚酸酯）的完全缓解率高于环磷酰胺组。而在维持缓解期，多靶点治疗组疾病复发率与对照组（诱导缓解治疗采用CTX，维持缓解治疗采用硫唑嘌呤及糖皮质激素）相比，差异无统计学意义，但多靶点治疗不良反应少，有望成为临床有效性及安全性更高的新疗法。

4.干细胞移植疗法

在移植物抗宿主病及克罗恩病中已证实，异基因干细胞移植可产生免疫抑制作用。既往多项研究表明，脐血来源的间充质干细胞移植可有效治疗重症及难治性SLE。

第五节 预防与预后

一、预防

（1）治疗不规范，家长因害怕糖皮质激素和免疫抑制剂对患儿的不良反应而自行减量或停药，这是引起SLE复发最常见的原因。严格按照医师治疗方案规范治疗是防止SLE复发的前提。

（2）SLE的复发与不合理使用其他药物有关，如长期应用氯丙嗪、异烟肼等药物，可使病情处于缓解期的患儿出现复发。因此，应尽量避免使用可诱发SLE复发的药物，如必须应用，要适当调整对SLE控制的药物。

（3）SLE患儿因为长期使用糖皮质激素和免疫抑制剂，使患儿免疫力降低，增加了感染的发生率。其中,呼吸道感染居首位,其次是泌尿系统感染、肠道感染、结核、真菌感染及其他感染。预防感染可以大大减少 SLE。

（4）因此,家长平时要注意开窗通风,保持室内空气清新;要做好患儿口腔、会阴、皮肤等隐匿部位的护理;尽量不带患儿去公共场所,注意饮食卫生。

（5）日光暴晒。紫外线可使细胞内 DNA 改变,产生抗原抗体反应,诱发 SLE 复发。有些盘状红斑狼疮的患儿经暴晒可造成 SLE 的全面性"爆发",或由慢性型演变成急性型。因此,患儿外出活动必须用遮阳伞,或戴宽边帽,穿长袖衣裤。

（6）饮食和休息。辛辣、油腻、油炸、多盐食物会加重肾脏刺激和加重肾脏负担,导致 LN 复发或症状加重。同时,过度劳累也可导致 SLE 复发。

（7）心理因素不良的精神刺激可降低机体免疫力,从而容易导致疾病复发。

二、预后

儿童 SLE 发病急、进展快,开始时即可表现为多系统多脏器同时受累,如不积极治疗,其预后远比成人严重。特别是病情缓解后又易复发,并有不能预料的恶化。部分患儿发病时可能病情很轻,但在治疗过程中可加重。大多数患儿病情维持轻度活动,间断有病情加重,器官相继受累。在病情恶化时可致死亡,因此需要及时处理和强有力的治疗措施。

（一）生存率

近年来由于早期诊断水平的提高、糖皮质激素和细胞毒性药物的应用,以及有效处理合并症和定期随访,SLE 的 5 年生存率可达到 98%。

（二）影响预后的因素

儿童 SLE 的预后与疾病的活动程度、肾脏损害的类型和进展情况、临床血管炎的表现以及多系统受累的情况有关。弥漫性增殖型 LN（Ⅳ型）和持续中枢神经系统病变预后最差。

（三）死亡原因

常见死亡原因为感染、肾衰竭、中枢神经系统疾病和脑血管意外、肺出血、肺动脉高压及心肌梗死等。

第八章

过敏性紫癜

过敏性紫癜是儿童时期最常见的血管炎之一,以非血小板减少性紫癜、关节炎或关节痛、腹痛、胃肠出血及肾炎为主要临床表现。1837 年 Schonlein 提出本病的三联症状:紫癜样皮疹、关节炎和尿沉渣异常。1874 年 Henoch 又提出除上述症状外,还可出现腹痛和血便。此后许多学者将这些症状联系起来,称为 Schonlein-Henoch 紫癜或 Henoch-Schonlein 紫癜(Henoch-Schonlein purpura,HSP)。本病被划分为血管炎范畴,属血管变态反应性疾病。

第一节　病因与发病机制

一、病因

本病病因尚不完全清楚。可能与感染、遗传、过敏等多种因素相关,可有一种及多种因素参与发病,病因较复杂。

(一)感染

多数报告认为感染是 HSP 的诱因,多数患儿发病前有上呼吸道感染史,50%左右患儿有链球菌感染史,但尚无直接证据证实两者的关系。其他感染如病毒(如水痘病毒、风疹病毒、麻疹病毒、乙肝病毒或微小病毒 B19、EB 病毒、人类免疫缺陷病毒、乙型肝炎病毒、丙型肝炎病毒、轮状病毒等)、肺炎支原体、幽门螺杆菌和空肠弯曲菌、寄生虫(如阿米巴原虫、蛔虫)等可能也与 HSP 有关,同样无直接证据证实它们之间的关系。

(二)免疫学异常

感染、食物(蛋类、乳类、豆类、鱼、虾等)、药物(磺胺类、解热镇痛剂、抗生素等)、花粉、虫咬、疫苗接种等都可以作为致敏因素,使具有敏感体质的机体产生变态反应,主要是速发型变态反应和抗原-抗体复合物反应,从而造成一系列损伤。然而临床上大多数病例查不到所接触的抗原。除外源性抗原外,本病也有可能由内源性抗原引起。有人用抗动脉壁内皮细胞的抗血清,诱发实验动物发病,提示血管壁的某些成分也许是自身抗原。

近年来大量的基础及临床研究发现,该病存在广泛的免疫学异常。其发病机制中由于辅助性 T 细胞及 B 淋巴细胞活性增强,血清 IgA 含量升高,产生大量 IgA 免疫复合物;循环免疫复合物,尤以 IgA 循环免疫复合物明显增高。皮肤、肠道和肾小球血管壁有 IgA、补体 C3、纤维蛋白。以上免疫学改变提示本病可能是 IgA 免疫复合物疾病。

(三)遗传

本病有一定的遗传倾向,家族聚集发病也有报道,同胞可同时或先后发病。人类白细胞抗原基因与信号转导和转录激活因子的基因多态性与 HSP 有一定的相关性。

二、发病机制

明确 HSP 发病机制是诊治基础。目前关于 HSP 发生机制研究尚处于探索中,未能完全明确。对 HSP 遗传易感性研究目前较少,主要集中在人类白细胞抗原基因上。有研究指出,HLA 多个等位基因可能参与 HSP 发生和发展,是易感性的基因之一。同时有报道发现 HSP 患儿 HLA-DRBI18 频率较正常同龄儿童显著升高,故而推测 HLA-DRBI18 可能是 HSP 的易感基因之一。在 HSP 患儿肾炎等位基因的研究上发现,HLA-B35 等位基因有促进作用。IgA 在 HSP 发病机制中起着非常重要的作用。IgA 铰链区的异常糖基化可能与 HSP 的发病机制关系密切,但其糖基化机制目前还不清楚。另外,IgA 糖基化很可能只是一种疾病结果,由炎性反应所产生。有研究发现,HSP 与 T 细胞免疫功能关系密切。T 辅助细胞的上游调控细胞是抗原呈递细胞,可提供抗原信号和分化信号。树突细胞是机体内最重要的抗原呈递细胞。生理状态下,树突细胞内的 NF-κB 及其抑制因子结合形成无活性的异源三聚体,滞留在胞质内,树突细胞处于未激活的状态,不能刺激白细胞介素-12 等炎性因子释放。当机体激发免疫应答能力较弱时,主要起到免疫耐受作用。病理状态下,核转录因子可以直接改变调节树突细胞分化过程中的基因表达,影响树突细胞分化和成熟等,进而参与早期免疫应答,具有较强的抗原递呈能力,上调炎性细胞释放,促使病情发生和发展。

第二节 诊断与鉴别诊断

一、诊断

(一)实验诊断

本病无特异性实验室检查。血小板计数正常或升高。出血时、凝血时及血块收缩等均正常。部分患儿白细胞计数增高,核左移。红细胞沉降率可增快,C反应蛋白及 AS 可呈阳性,咽培养可见 β 溶血性链球菌。抗核抗体及类风湿因子常阴性。约半数患儿急性期血清 IgA、IgM 升高。

(二)其他检查

有消化道症状如腹痛患儿,大便潜血可阳性。可进行腹部 B 超检查,有利于肠套叠的早期诊断。内镜检查用于腹型 HSP 诊断,显示十二指肠黏膜和胃黏膜上分散着一些出血点,大小不等。病情严重可以表现暗红色或鲜红色的瘀斑和黏膜下血肿。黏膜会出现不同程度的水肿、充血、溃疡和糜烂等。肾脏受累时可出现镜下血尿及肉眼血尿。有时可见蛋白质、红细胞、管型,伴肾功能不全时可有不同程度的氮质血症,由于肾损害可发生于病程不同时期,故应反复进行尿液检查。皮肤活检有助于疑难病例的诊断。少数患儿抗心磷脂抗体阳性、少数 D-二聚体升高。

(三)诊断标准

1.HSP 美国风湿病学会诊断标准

(1)可触性紫癜。

(2)发病年龄<20 岁。

(3)急性腹痛。

(4)组织切片显示小静脉和小动脉周围有中性粒细胞浸润。

上述 4 条标准中,符合 2 条或以上者可诊断为 HSP。本标准的敏感性为 87.1%,特异性为 87.7%。

2.欧洲抗风湿病联盟和欧洲儿科风湿病学会诊断标准

欧洲抗风湿病联盟和欧洲儿科风湿病学会制定了儿童血管炎新的分类,从而替代了美国风湿病学会制定的 HSP 诊断标准。

可触性皮疹(必要条件),伴以下任何 1 条:①弥散性腹痛;②任何部位活检示 IgA 沉积;③关节炎/关节痛;④肾脏受损表现(血尿和/或蛋白尿)。

3.EULAR/PRINTO/PRES 诊断标准

HSP 的诊断有赖于患儿的临床表现,目前诊断标准参见国际风湿病联盟和儿童风湿病国际研究组织及欧洲儿科风湿病协会诊断标准。

(1)皮肤紫癜:分批出现的可触性紫癜,或下肢明显的瘀点,无血小板减少。

(2)腹痛:急性弥漫性腹痛,可出现肠套叠或胃肠道出血。

(3)组织学检查:典型的白细胞碎裂性血管炎,以 IgA 为主的免疫复合物沉积,或 IgA 沉积为主的增殖性肾小球肾炎。

(4)急性关节炎或关节痛。①关节炎:急性关节肿胀或疼痛伴有活动受限。②关节痛:急性关节疼痛不伴有关节肿胀或活动受限。

(5)肾脏受累。①蛋白尿:一天>0.3 g,或晨尿样本清蛋白肌酐比≥30 mmol/mg。②血尿、红细胞管型:每高倍视野红细胞≥5 个,或尿潜血≥++,或尿沉渣见红细胞管型。

其中第 1 条为必要条件,加上 2~5 中的至少一条即可诊断为 HSP;非典型病例,尤其在皮疹出现之前已出现其他系统症状时易误诊,需注意鉴别诊断。

二、鉴别诊断

(一)特发性血小板减少性紫癜

根据皮疹的形态、分布及血小板数量可做出鉴别。

(二)外科急腹症

HSP 腹痛多呈间断发作,可伴呕吐及血便,但腹部按之软,疼痛位置不固定,不伴肌紧张及反跳痛。如果腹痛剧烈,持续不缓解,拒按,或腹部可触及腊肠样肿物,需进一步做腹部 B 超以排除合并外科急腹症,如肠套叠、肠穿孔等。

(三)其他风湿性疾病

其他风湿性疾病如 SLE、干燥综合征,有部分患儿也可以双下肢皮肤紫癜起病,因此对伴有多系统损害如白细胞计数减低、贫血,或者有口干、眼干、反复腮腺肿大等症状时,需注意与以上疾病鉴别,可进一步查抗核抗体、dsDNA 抗体协助诊断。

(四)色素性紫癜性皮肤病

色素性紫癜性皮肤病分为毛细血管扩张性环状紫癜、进行性色素性皮肤病、色素性紫癜性苔藓样皮炎。主要表现为双下肢的对称性紫癜、鳞屑性红斑、毛细血管扩张或苔藓样丘疹,是一种无血小板异常、非炎症性和无血管炎性改变的紫癜性疾病。皮肤活组织检查可见毛细血管改变、红细胞外溢或含铁血黄素沉积。此病可发生于所有人种。

第三节 对其他系统的影响

一、对心血管系统的影响

心包、心肌、心内膜均可受累。以心包炎多见,一般积液量不多,严重者可有大量心包积液。心内膜炎常与心包炎同时存在。本病易累及小血管、小动脉和小静脉,可以因广泛急性血管炎而导致狼疮危象。

二、对呼吸系统的影响

呼吸系统症状最常见为胸膜炎伴积液。本病肺损害可为轻度无症状的肺浸润,也可为急性狼疮肺炎而导致患儿迅速死亡。

三、对神经系统的影响

症状少见的,如中枢神经系统症状,昏迷、蛛网膜下腔出血、视神经炎及吉兰-巴雷综合征。

四、对消化系统的影响

较为常见,约2/3患儿出现消化道症状。一般出现在皮疹发生一周以内。最常见症状为腹痛,多表现为阵发脐周绞痛,也可波及腹部任何部位,可有压痛,但很少有反跳痛。可伴有呕吐、腹泻。约1/3患儿大便潜血阳性,部分患儿出现血便,甚至呕血。如果腹痛在皮肤症状之前出现,易误为外科急腹症,甚至误行手术治疗。少数患儿可并发肠套叠、肠梗阻、肠穿孔及出血性小肠炎。

五、对泌尿系统的影响

国内报道约30%～60%患儿出现肾脏损害。肾脏症状可发生于 HSP 病程的任何时期,多数于紫癜后 2~4 周出现,但也可出现于皮疹消退后或疾病静止期。一般在紫癜发生后 6 个月内,出现血尿和/或蛋白尿,称为紫癜性肾炎。肾脏症状表现轻重不一,与肾外症状的严重度无一致性关系。可仅为无症状性血尿(镜下或肉眼血尿)和/或蛋白尿,亦可表现为肾炎综合征(水肿、少尿、高血压及尿常规改变)或肾病综合征,少数患儿呈急进性肾小球肾炎表现,出现高血压、肾衰竭等。虽然半数以上患儿的肾脏损害可以自行痊愈,但少数患儿的血尿、蛋白尿及高血压可持续很久。

六、对骨骼系统的影响

大多数患儿仅有关节疼痛,少数可表现关节炎,关节及关节周围肿胀,疼痛及触痛,可同时伴有活动受限。大关节如膝关节、踝关节为最常受累部位。其他关节如腕关节、肘关节及手指也可受累。关节腔内有浆液性渗出,但一般无出血,表现出的关节病变常为一过性,多在数天内消失而不留关节畸形。

第四节　临床表现与治疗

一、临床表现

多为急性起病,各种症状出现可以先后不一。首发症状以皮肤紫癜为主,少数病例以腹痛、关节炎或肾脏症状首先出现。起病前 1~3 周常有上呼吸道感染史,可伴有低热、食欲缺乏、乏力等全身症状。

(一)皮疹

皮疹是 HSP 的常见症状,是诊断的必须条件。典型的紫癜形成前可能是类似荨麻疹或红色丘疹的皮疹,四肢或臀部对称性分布,以伸侧为主。可逐渐扩散至躯干及面部,并可能形成疱疹、坏死及溃疡,也可出现针尖样出血点。另外,皮疹也可见于阴囊、阴茎、龟头、手掌及足底处。少于 5% HSP 患儿有皮肤坏死。皮疹一般在数周后消退,可遗留色素沉着,但是会逐渐消退。35%~70% 年幼儿还可出现非凹陷性头皮、面部、手背或足背水肿,在急性发作期部分患儿有手臂、腓肠肌、足背、眼周、头皮、会阴部等神经血管性水肿和压痛。皮疹并不是所有患儿的主诉,有 30%~43% 的患儿以关节痛或腹痛起病,可长达 14 天无皮疹,极易误诊。

(二)胃肠道症状

胃肠道症状发生率50%～75%,包括轻度腹痛和/或呕吐,但有时为剧烈腹痛,偶尔有大量出血、肠梗阻及肠穿孔。肠套叠是少见但很严重的并发症,发生率为1%～5%。与特发性肠套叠典型回结肠位置相比,HSP肠套叠中70%病例是回肠套叠,30%是回结肠部。还可有少见的肠系膜血管炎、胰腺炎、胆囊炎、胆囊积水、蛋白丢失性肠病及肠壁下血肿至肠梗阻。

(三)关节症状

关节受累发生率82%,以单个关节为主,主要累及双下肢,尤其是踝关节及膝关节,关节肿胀伴活动受限,可在数日内消失,不留后遗症。

(四)肾脏症状

临床上肾脏受累发生率20%～60%。常见有镜下血尿和/或蛋白尿,肉眼血尿也常见。高血压可单发或合并肾脏病变。有急性肾小球肾炎或肾病综合征表现的患儿占HSP患儿6%～7%,严重的可出现急性肾衰竭。

(五)其他表现

生殖系统受累以睾丸炎常见,男孩HSP发生率为27%。神经系统受累占2%,常见头痛,可出现抽搐、运动失调、失语、失明、昏迷、蛛网膜下腔出血、视神经炎等报道,但较少见。儿童少见肺部改变(<1%),有肺出血、肺泡出血及间质性肺炎的报道。也有患儿出现肌肉内出血、结膜下出血、反复鼻衄、腮腺炎和心肌炎。

二、治疗

(一)糖皮质激素治疗

糖皮质激素适用于HSP胃肠道症状、关节炎、血管神经性水肿、肾损害较重及表现为其他器官急性血管炎的患儿。早期应用糖皮质激素能有效缓解腹部及关节症状,可能减少肠套叠、肠出血的发生风险。腹痛时要注意严密观察肠套叠、肠穿孔等急腹症症状。关节肿痛明显可给予泼尼松口服:1～2 mg/kg,3～5天;有严重消化道病变,如消化道出血时可给予泼尼松口服:1～2 mg/kg,1～2周,如果疗程超过1周则需要逐渐减停。症状较重不能口服者,可以采用静脉治疗:甲泼尼龙1～2 mg/(kg·d)。也可使用短效糖皮质激素氢化可的松琥珀酸钠,每次5～10 mg/kg,根据病情可间断4～8小时重复使用,一般推荐连用3～7天。表现为肾病综合征者,给予泼尼松口服1～2 mg/kg,足疗程至少4周,可参照中华医学会儿科学分会肾脏病学组制定的相应诊疗指南。病情严重如合并神经系统损害的可给予冲击量治疗,15～30 mg/(kg·d),最大剂量<1 000 mg/d,,连用3天。

必要时一周后可重复。

(二)其他免疫抑制剂的应用

严重紫癜性肾炎患儿，可加服吗替麦考酚酯、环磷酰胺、硫唑嘌呤、环孢素A、他克莫司等免疫抑制剂，目前尚无较高的证据水平研究证明对 HSP 肾脏以外症状治疗的有效性，需进一步研究证实。有报道抗 CD20 单克隆抗体可治疗慢性肾脏症状，疗效有待进一步研究证实。

(三)静脉注射免疫球蛋白

严重胃肠道症状、脑血管炎的症状，推荐剂量 1 g/(kg·d)连用 2 天，或 2 g/(kg·d)用 1 天，或 400 mg/(kg·d)连用 4~5 天。有报道部分患儿使用静脉注射免疫球蛋白后出现肾衰竭，故临床不要盲目扩大使用指征，仅在 HSP 严重症状常规糖皮质激素无效时选用。

(四)血浆置换

血浆置换适用于治疗急进性紫癜性肾炎(病理提示新月体肾炎)及 HSP 伴有严重合并症患儿。报道中有单独血浆置换治疗可以明显提高肾小球滤过率，改善急进性紫癜性肾炎预后；血浆置换同时可缓解 HSP 神经系统症状，可作为 HSP 合并严重神经系统并发症的一线治疗。也有报道血浆置换联合免疫抑制剂治疗可改善 HSP 合并多脏器功能衰竭的，因此快速进展或危及生命的 HSP 可考虑血浆置换联合免疫抑制剂治疗。目前，对于轻度、中度 HSP 及紫癜性肾炎的一线治疗方法仍为药物治疗为主。

(五)白细胞去除法

对于糖皮质激素及静脉注射免疫球蛋白治疗无效时使用，可改善皮疹及胃肠道症状，由于病例少，确切疗效需进一步证实。

(六)临床其他常用疗法

1.抗过敏、抑酸治疗

HSP 是一种自身免疫性小血管炎，从已知 HSP 发生机制上，抗过敏及抑酸治疗并无理论基础来支持。目前抗过敏治疗的作用缺乏相应的高质量试验依据证实。目前临床上采用的抑酸剂多为 H_2 受体拮抗剂，抑酸治疗的作用尚不明确。

2.肝素、双嘧达莫、阿司匹林治疗

1 项随机化临床试验研究证实肝素有预防肾损害的作用，确切疗效还需更多的研究证实。而小样本的研究未证实抗血小板药物双嘧达莫、阿司匹林有预防肾损害的作用，但研究的证据水平不高。

第五节　预防与预后

一、预防

（1）避免与致病原接触，如新玩具、新衣服、鞋袜、新书本文具、花粉、化学物品、油漆、汽油、尘螨等。

（2）过敏体质的儿童不要养宠物，尽量减少与动物皮毛的接触，特别是已经明确致病原的患儿更应当注意。

（3）注意饮食卫生，勤洗手，不吃生冷水果和不洁瓜果、不吃反季节蔬菜水果及水生植物以杜绝肠道寄生虫感染的机会。

（4）加强锻炼，增强体质，提高机体对各种感染的免疫力。

（5）注意气候变化，及时增减衣服，避免寒冷刺激，穿着纯棉舒适，预防感冒，房间内定时通风换气以保持居室内空气清新，不去人群密集处，减少交叉感染的机会。

（6）变应原若是食物，应尽量设法确定是哪种食物并严格禁食该种食物，不要擅自加餐，以免发生消化道出血。

（7）饮食忌食辛、辣、刺激性食物，忌食鱼、虾、蛋、牛奶、海鲜类食品及其加工品，不吃反季节食品，不吃有化学品添加剂等的食品，少量多餐，变应原不明者不吃过去未吃过的食物。研究认为，严格饮食干预治疗后，HSP 消化道出血、大面积瘀点瘀斑、紫癜性肾炎发生率明显降低。饮食管理干预应用于小儿 HSP 的治疗中，能够缓解患儿的临床症状，缩短患儿的住院时间和症状消除时间。

（8）高维生素食品，尤其是含维生素 C 的食物对于维持血管正常功能有重要作用。含维生素 C 丰富的食物主要有新鲜蔬菜、当季水果，特别是绿叶蔬菜、柑橘等，注意不吃生冷食物水果。蔬菜一般来说都还可以，但韭菜，大蒜、蘑菇、毛笋、莴笋、葱、圆葱、香菜之类辛香之品要慎用，荠菜之类野菜要注意慎用；水果中需要注意的就是像菠萝、龙眼、荔枝、芒果等水果，一定要注意，确实没有过敏症状的情况下才能食用。

（9）对有消化道症状的患儿，腹痛较重或大便潜血阳性者可根据病情给予流质或半流质饮食（少量多餐）、消化道有明显出血者应禁食。

（10）对有肾脏损害者，应低盐饮食（每天控制在 2 g 以内）。

二、预后

HSP 不伴肾炎是一种自限性疾病，大部分均可痊愈。其病长短在不同的研究中不同，大部分在 8 周内痊愈，部分患儿可复发。1 年内复发率为 30％～40％，复发间隔时间数天至数年不等。消化道出血较重者，如诊治及时，一般症状可以控制。而研究显示严重的腹痛及反复的紫癜疹是 HSP 患儿引起肾损害的高危因素之一。肾脏受损程度是决定预后的关键因素，早期的肾活检不能单独预测长期的预后，临床症状有时比肾活检更具预测性，因此在决定治疗时临床症状和肾活检同等重要。欧洲有关研究显示，发作时出现肾病综合征或肾功能不全是肾衰竭的危险因素。有新月体形成的肾小球肾炎患儿，18％出现肾衰竭。紫癜性肾炎患儿占儿童透析患儿的 2％～3％。孤立性血尿或不伴肾病水平蛋白尿患儿只有 1.6％呈持续性肾损害，而在肾炎或肾病水平蛋白尿患儿中 19.5％有持续性肾损害。也有研究报道孤立性血尿或蛋白尿 HSP 患儿 11％～13％有远期肾损害，而肾炎或肾病综合征患儿 35％～44％有远期肾损害。连续 6 个月尿检正常者较少发生远期肾损害，但仍需注意每年随访 1 次。

第九章

川　崎　病

川崎病(Kawasaki disease,KD)于 1967 年由日本川崎富作医师首次报道并命名,是一种以全身性中、小动脉炎性病变为主要病理改变的急性发热出疹性疾病,其临床特点为发热伴皮疹,指/趾红肿和脱屑,口腔黏膜和眼结膜充血及颈淋巴结肿大,故又称皮肤黏膜淋巴结综合征。目前世界各国均有发病,以亚裔人发病率为高。发病年龄以 5 岁以内尤其是婴幼儿为主,男孩多见。本病呈散发或小流行,四季均可发病,但以每年 4～5 月及 11 月至次年 1 月发病相对较多。KD 为自身免疫性血管炎综合征,最严重的危害是冠状动脉损害,未经有效治疗的患儿发生率达 20%～25%,已取代风湿热成为儿科最常见的后天性心脏病并引起人们的重视。

第一节　病因与发病机制

一、病因

自 KD 第一次报道至今 50 余年,国内外很多著名医学、流行病学专家及科学家对其病因进行了大量研究,但仍未得到满意的结果,KD 的病因仍然不明。现在的观点主要集中在 3 个方面,即感染因素、遗传易感因素、超抗原因素;也有学者认为是以上三者的联合作用。

(一)感染因素

KD 的病因至今不明,但大量临床和流行病学研究资料支持该病的病因可能与感染因素有关。第一,该病有 5 个主要临床表现(发热、皮疹、手掌红肿、眼结膜充血和颈淋巴结肿大),均类似感染性疾病,有时与腮腺病毒感染、猩红热等感染性疾病较难鉴别,该病有明显的自限性,而且复发率很低,支持感染性疾病。第二,有明显的季节发病规律,在日本及美国等地区以冬、春为发病高峰,而我国的北京、上海、台湾等地均以春、夏为发病高峰,北京每年春季呼吸道病毒感染盛行,而夏季肠道病毒感染流行,故推测 KD 的季节性变化可能和病毒感染的流行病学之间有关联。第三,日本、美国每次暴发流行都有一个明显的起始地。第四,新生儿罕见有 KD 发生,可能与其有来自母体的抗体保护有关,而>4 岁儿童发病率较低,可能是因为其免疫力较强,或已经经受各种感染因素的作用,产生了获得性免疫。第五,KD 患儿实验室检查显示有 83%CRP 升高和 96%红细胞沉降率增快,75%患儿外周血白细胞计数升高,也类似急性感染性疾病的发病过程。目前已报道的与 KD 发病有关的微生物数十种,包括金黄色葡萄球菌、A 组溶血性链球菌、支原体与衣原体、真菌、腺病毒、EB 病毒、疱疹病毒、副流感病毒、人类免疫缺陷病毒、麻疹病毒、轮状病毒、人类冠状病毒等。

(二)遗传易感因素

流行病学研究表明,日本、我国等亚裔儿童 KD 发病率高。英国、美国的研究资料还发现,生活在美国、欧洲的日裔或亚裔儿童 KD 也较其他种族高发,提示遗传易感性对本病发生起着重要作用。有调查研究表明,同胞孪生兄弟的 KD 发病率远高于普通人群,其中在 1 年内 0~4 岁同胞兄弟再次发生 KD 的概率为0.19%,更支持遗传因素在 KD 易感因素方面的作用。近年针对 KD 遗传学的研究主要有以下几个方面:血管紧张素转换酶基因多态性、一氧化氮合酶基因多态性、细胞因子基因多态性、甘露糖结合凝集素基因多态性、金属基质蛋白酶基因多态性、SLC11A1 基因多态性及 CCR5 等位基因等。但目前为止,未发现 KD 的病因与一种特定的基因多态性相关,可能是与免疫相关的多种基因的多态性使感染某种病原的可能性增加。迄今的研究中仍有许多有争议的问题,因此需要更进一步、更大规模的研究。

(三)超抗原因素

超抗原是一类非常复杂的蛋白质,对免疫细胞激活作用极其强大,能在极短的时间内快速激活人体的免疫细胞,其在免疫应答中只需要极微量,就可以通过一种非常独特的机制刺激 T 细胞、B 细胞、自然杀伤细胞和淋巴因子激活的杀伤细胞等免疫细胞大量增殖,产生大量白细胞介素、干扰素、肿瘤坏死因子、集落刺激因子等细胞因子,并引发免疫效应,从而迅速杀死侵入人体的病毒和体内变异细胞,维持人体免疫平衡。有研究表明,普通抗原与超抗原可能在 KD 发病中起协同作用,尤其是在多种感染因素存在的情况下,普通抗原和超抗原可通过共同的途径来启动机体的免疫应答和炎症反应,从而引起 KD 的一系列临床表现及血管损害。

二、发病机制

因 KD 病因不清,所以发病机制也未完全清楚。现在比较认可的发病机制主要包括发病急性期的免疫系统高度激活导致的血管炎损害,其中 T 细胞、B 细胞及单核-巨噬细胞被激活引起特殊基因表达,产生大量各种细胞因子,启动细胞因子的瀑布反应,而激活体内固有的特异性免疫应答系统,造成内皮细胞和其他细胞损伤,引起相应临床表现。

第二节　诊断与鉴别诊断

一、诊断

(一)实验诊断

1.血液检查

血液检查外周血白细胞计数增高,以中性粒细胞为主,伴核左移。轻度贫血,血小板早期正常,第 2~3 周增多,红细胞沉降率增快,第 1 小时可达 100 mm/h 以上,CRP 等急相蛋白、血浆纤维蛋白原和血浆黏度增高,血清转氨酶升高。

2.免疫学检查

免疫学检查血清 IgG、IgM、IgA 和循环免疫复合物升高;Th2 类细胞因子,如 IL-6 明显升高,总补体和 C3 正常或升高。

(二)其他检查

1.心电图检查

心电图早期示非特异性 ST-T 变化;心包炎时可有广泛 ST 段抬高和低血压;心肌梗死时 ST 段明显增高、T 波倒置及异常 Q 波。

2.胸部 X 线检查

胸部 X 线检查可示肺部纹理增多、模糊或有片状阴影,心影可扩大。

3.超声心动图

急性期可见心包积液,左室内径扩大,二尖瓣、主动脉瓣或三尖瓣反流;可有冠状动脉异常,如冠状动脉扩张、冠状动脉瘤、冠状动脉狭窄。

4.冠状动脉造影超声波检查

有多发性冠状动脉瘤或心电图有心肌缺血表现者,应进行冠状动脉造影,以观察冠状动脉病变程度,指导治疗。

(三)诊断标准

KD为临床综合征,诊断主要依靠临床表现并结合实验室检查,并排除其他疾病。KD包括2种类型。

1.完全性KD

完全性KD(complete Kawasaki disease,CKD):发热,并且具有以下5项中至少4项主要临床特征。①双侧球结膜充血。②口唇及口腔的变化:口唇干红,草莓舌,口咽部黏膜弥漫性充血。③皮疹包括单独出现的卡疤红肿。④四肢末梢改变:急性期手足发红、肿胀,恢复期甲周脱皮。⑤非化脓性颈部淋巴结肿大。

2.不完全性KD

不完全性KD(incomplete Kawasaki disease,IKD):发热≥5天,但主要临床特征不足4项的患儿按下述流程评估是否为IKD。KD的临床特征通常不会在单一时间点全部呈现,因此极少会在发热3天内确定诊断;有些临床特征也会在数天内消退,需仔细询问和检查先前的症状和体征以助于确定诊断。诊断流程见下图9-1。

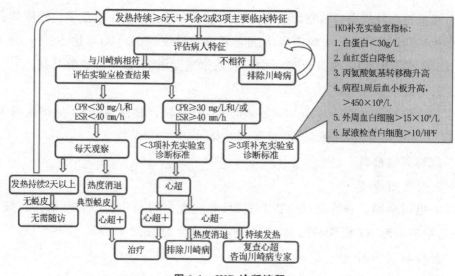

图9-1 IKD诊断流程

二、鉴别诊断

(一)麻疹

麻疹多有流行病学史,口腔内可见到颊黏膜麻疹黏膜斑,血常规示白细胞计数降低而淋巴细胞计数增高,CRP、血清淀粉样蛋白 A、红细胞沉降率常不高或轻度升高,麻疹的病原学检查和血清抗体阳性。

(二)猩红热

KD 亦可出现猩红热样皮疹,但单纯的猩红热感染多数对抗菌药物治疗有效,抗菌药物治疗后症状改善,炎性指标明显下降。

(三)其他病毒感染(如腺病毒、肠道病毒)

病毒感染后血白细胞计数不高或降低而淋巴细胞增高,CRP、血清淀粉样蛋白 A、红细胞沉降率常常升高不明显,血液病毒抗体可明显升高。

(四)葡萄球菌和链球菌毒素导致的脓毒症休克综合征

葡萄球菌和链球菌毒素导致的脓毒症休克综合征需与 KD 休克综合征进行鉴别,尤其是抗菌药物治疗无效时,密切观察 KD 除发热外的其他 5 项特征性临床表现,并及时进行超声心动图检查。

(五)Stevens-Johnson 综合征等药物超敏反应

Stevens-Johnson 综合征等药物超敏反应有敏感药物应用史,通常黏膜的表现更严重,而且眼部症状不单纯是结膜充血,常表现为卡他性、化脓性和假膜性结膜炎,可遗留眼部并发症。

(六)全身型幼年特发性关节炎

全身型幼年特发性关节炎主要表现为发热、皮疹、关节症状,通常无 KD 的口唇及口腔变化、四肢末端红肿、结膜充血等。

(七)特殊微生物感染

特殊微生物感染,如立克次体感染、钩端螺旋体感染,有流行病学史。

KD 常发生在呼吸道病毒感染高发期,需要注意如果患儿符合 KD 诊断标准而同时病原学检测阳性(如呼吸道合胞病毒、偏肺病毒、冠状病毒、副流感 病毒或流感病毒等),并不能排除 KD 的诊断。<6 月龄的婴儿,如果长时间发热、易激惹、脑脊液细胞数增多(以单核细胞为主)而培养阴性,尤其是抗菌药物治疗效果不佳,需考虑 KD 可能。婴幼儿发热和脓尿首先被诊断为泌尿道感染,随后出现皮疹、眼红和唇红常常考虑抗菌药物过敏而忽视 KD 诊断。以颈部淋巴结炎为首要表现的患儿(多见于年龄稍大儿童),有时被误诊为细菌性淋巴结炎或腮

腺炎,部分患儿可并发咽后壁脓肿或蜂窝织炎,掩盖 KD 的诊断,可行 B 超检查协助诊断,KD 时为多个淋巴结肿大,而化脓性淋巴结炎通常为中间低回声区的单个淋巴结肿大。消化道症状明显的患儿亦可能误诊为急腹症接受外科治疗,导致 KD 的其他表现常常被忽视。以上情况需要考虑 KD 并及时进行超声心动图检查,可以咨询有经验的 KD 专家协助诊断。另外,慢性活动性 EB 病毒感染也可引起发热、皮疹、肝脏增大、肝功能受损等表现,也引起冠状动脉扩张,需与 KD 进行鉴别。EB 病毒感染多同时累及主动脉瓣及主动脉,而且治疗困难,预后较差。

第三节　临床表现与治疗

一、临床表现

(一)主要表现

(1)发热:常为稽留热或弛张热,可高达 39～40 ℃,持续 7～14 天或更长,抗生素治疗无效。高热时可有全身不适,食欲差,烦躁不安或嗜睡。

(2)球结合膜充血:多于起病 3～4 天出现,双眼球结合膜血管明显充血,无脓性分泌物,睑结膜充血少见,热退后消散。

(3)唇及口腔表现:口唇充血及皲裂,舌乳头突起、充血似杨梅舌,口腔及咽黏膜弥漫性充血,呈鲜牛肉色。

(4)皮肤表现:多形性红斑或猩红热样皮疹,常在第 1 周出现于躯干及四肢,偶有痛痒,无水疱或结痂。肛周皮肤发红、脱皮。有的婴儿原卡介苗接种处重新出现红斑硬肿、疱疹或结痂(接种后 3 个月至 3 年内易出现),对不典型 KD 的诊断有重要价值。

(5)手足症状:急性期手足硬性水肿和掌跖红斑,恢复期在指趾术端沿指趾甲与皮肤交界处出现膜样脱皮,这一症状为本病较特征性的表现。指、趾甲有横沟,称博氏线。重者指、趾甲可脱落。

(6)颈淋巴结肿大:单侧或双侧,坚硬有触痛,表面不红,无化脓。病初出现,热退时消散。有时亦伴枕后、耳后淋巴结肿大。

（二）心脏表现

在起病的 1～6 周可出现心肌炎、心包炎、心内膜炎、心律失常、心功能减低的症状。心电图示低电压、P-R 或 Q-T 间期延长、ST-T 改变等。患儿脉搏加速，听诊时可闻心动过速、奔马律、心音低钝，可发生瓣膜关闭不全及心力衰竭。胸部 X 线检查可见心影扩大。冠状动脉造影或超声心动图可见冠状动脉瘤、心包积液、左室扩大及二尖瓣关闭不全。

冠状动脉病变是 KD 的严重并发症，包括冠状动脉扩张和冠状动脉瘤。冠脉病变累及其主干近端及左前降支最多见，其次为左冠状动脉主干及右冠状动脉，左回旋支少见，罕见孤立的远端动脉瘤。冠状动脉瘤指冠脉内径＞3 mm 形状不规则且局部内径大于附近内径的 1.5 倍。一般将冠状动脉病变严重的程度分为四度。①正常（0 度）：冠状动脉无扩张。②轻度（Ⅰ度）：瘤样扩张明显而局限，内径＜4 mm。③中度（Ⅱ度）：可为单发、多发或广泛性，内径为 4～7 mm。④重度（Ⅲ度）：巨瘤内径≥8 mm，多为广泛性，累及 1 支以上，巨瘤发生率较低，仅为 0.8%，但预后不良。冠状动脉损害可以引起患儿心肌缺血、心肌梗死及猝死，其预防及诊治是目前小儿心血管医师关注的重点。在常规静脉丙种球蛋白治疗之前，KD 冠状动脉损害的发生率 20%～25%，最早在发病第 3 天即可出现，多数于 3～6 个月内消退，第 2～3 周检出率最高，第 8 周之后很少出现新的病变。随静脉注射免疫球蛋白的广泛应用，冠脉损害发生率逐年减低，美国及日本报道仅为 5%～7%。

发生冠脉瘤患儿急性期可以因冠脉瘤破裂或血栓发生危重事件，甚至死亡，高发时间为发病 15～45 天，延误诊断或未应用静脉注射免疫球蛋白是冠脉瘤的高危因素，其他危险因素包括发病年龄＜1 岁，男孩，持续发热超过 10 天，首次静脉注射免疫球蛋白（intravenous immunoglobulin，IVIG）无反应，贫血，白细胞计数、红细胞沉降率、CRP 及谷丙转氨酶明显升高，血浆清蛋白及血钠减低，血清 IL-6、IL-8 显著升高及携带易感基因。冠脉瘤能否消退与瘤的数量、发生部位及形状有关，小年龄、冠脉远端及梭形瘤更容易消退。冠脉扩张及中小冠脉瘤呈自限性经过，于 1～2 年内自行消退。尽管 KD 冠脉瘤内径逐渐缩小，研究发现患病冠脉及颈动脉血管中层及内膜增厚，血管内皮功能减低，且此改变逐渐加重，可能与早发的冠状动脉粥样硬化有一定关系。

并发冠状动脉瘤患儿可出现苍白、乏力、胸痛、腹痛及无诱因哭闹，晕厥等儿童不典型的心肌梗死症状，需格外注意。

(三)其他

可有神经系统症状(无菌性脑脊髓膜炎、面神经麻痹、听力丧失、易激惹、惊厥、意识障碍等)、间质性肺炎、消化系统症状(腹痛、呕吐、腹泻、胆囊积液多出现于亚急性期,可发生严重腹痛、腹胀及黄疸。麻痹性肠梗阻、肝大、黄疸等)、尿道炎、虹膜睫状体炎、关节炎等。极少数患儿急性期发生休克或巨噬细胞活化综合征危及生命。

其中,神经系统改变中最常见的是无菌性脑脊髓膜炎,发生率约25%。多发生于病初2周内。部分患儿颅压增高,表现为前囟隆起。少数患儿颈项强直,可有嗜睡、双眼凝视、昏迷等意识障碍。脑脊液淋巴细胞轻度增多,糖、氯化物正常,蛋白含量绝大多数正常。临床症状多在数天内消失。面神经麻痹多见于严重患儿,常为外周性麻痹,可能是由于血管炎症反应波及面神经,或邻近部位血管病变,如动脉瘤形成、动脉扩张等,一过性压迫面神经所致。恢复期由于大脑中动脉狭窄或闭塞引起的肢体瘫痪,则容易遗留后遗症,较为少见。急性期颅内出血也有报道,有致命危险,应积极抢救。

巨噬细胞活化综合征又称继发性或反应性噬血性淋巴组织细胞增生症,是风湿性疾病中一种严重危及患儿生命的并发症,以T细胞或巨噬细胞过度活化为特征,进而引发细胞因子风暴,导致机体出现异常免疫状态。患儿主要表现为发热,肝、脾及淋巴结肿大,全血细胞减低,严重的肝功能受损,血管内凝血及神经系统异常。MAS病情进展迅速,易并发全身多脏器功能损害,如不能及时诊断、治疗,死亡率可达20%～60%。高热往往是该疾病的首发症状,多表现为稽留热;除此之外,多伴随肝、脾及淋巴结的肿大,肝功能快速恶化,肝酶在短时间内迅速升高;出现嗜睡、头痛甚至昏迷等中枢神经系统症状;皮肤易出血,全身各个脏器功能均可受累等,该疾病的进展过程类似严重脓毒症,在疾病诊断时需注意鉴别。该类患儿的骨髓穿刺组织病理检查可见巨噬细胞,对疾病的诊断具有重要意义,但并非所有患儿的骨髓穿刺病检均可见巨噬细胞。

二、治疗

急性期治疗的目标是减轻并终止全身炎症反应、预防冠状动脉病变的发生和发展,并防止冠状动脉血栓形成。急性期治疗应一直持续到全身炎症消退以及冠状动脉内径稳定不再扩张。

(一)初始治疗

明确KD诊断后,应尽早开始治疗。

（1）大剂量 IVIG，2 g/kg，静脉输注时间通常控制在 10～12 小时，大体重患儿（如＞20 kg）可采用每天 1 g/kg 的剂量，连用 2 天。

（2）阿司匹林抗炎，30～50 mg/(kg·d)，分 3 次口服。如果 KD 患儿延迟诊断超过 10 天甚至更久，只要存在临床症状和/或炎性指标仍异常，仍建议给予以上治疗；如果临床症状已消退、炎性指标恢复正常、超声心动图显示无冠状动脉病变，可不进行上述初始治疗，仅给予后续抗血小板治疗和随访。患儿退热 48～72 小时后复查炎性指标（白细胞计数及 CRP）恢复正常，阿司匹林减量至3～5 mg/kg 顿服，发挥抗血小板聚集作用。对于无冠状动脉病变或急性期冠状动脉轻度扩张但 30 天内恢复正常的患儿，阿司匹林持续应用至病程 2～3 个月。存在冠状动脉后遗症患儿，参照"KD 冠状动脉病变的临床处理建议（2020 年修订版）"治疗和随访。

（3）初始治疗需注意的相关事项如下：①KD 患儿使用大剂量 IVIG 后有发生溶血的风险，多发生于非 O 型血患儿，尤其是多次大剂量 IVIG 治疗者。②建议大剂量 IVIG 应用 9 个月后再接种麻疹-流行性腮腺炎-风疹以及水痘疫苗，避免干扰疫苗的免疫作用，但对于接触麻疹的高风险患儿可提早接种，在应用 IVIG 9 个月后需再补种 1 次。③合并流行性感冒（简称流感）或水痘感染的 KD 患儿应用较大剂量阿司匹林有发生 Reye 综合征的风险，应避免应用，可单独应用大剂量 IVIG；后续抗血小板治疗选择氯吡格雷或双嘧达莫，但双嘧达莫对于巨大冠状动脉瘤或冠状动脉狭窄患儿有引起窃血的风险，故不建议选用。④长期口服阿司匹林患儿如果出现流感或水痘症状或密切接触流感或水痘患儿也需及时停用阿司匹林 2 周，用氯吡格雷替代；建议长期口服阿司匹林患儿在流感高发季节注射流感疫苗。⑤KD 患儿急性期如果合并严重肝功能损伤，不建议应用阿司匹林，但肝功能恢复后可继续给予小剂量阿司匹林。

（二）IVIG 无应答的挽救治疗

KD 标准初始治疗结束后 36 小时，体温仍高于 38 ℃；或用药后 2 周内（多发生在 2～7 天）再次发热，并出现至少 1 项 KD 主要临床表现者，排除其他可能导致发热的原因后，称为 IVIG 无应答，发生率为 7.5％～26.8％。针对 IVIG 无应答的治疗称为挽救治疗，包括下列方案。

（1）第 2 次大剂量 IVIG，用法同前。

（2）糖皮质激素：甲泼尼龙 2 mg/(kg·d)，分 2 次静脉滴注，CRP 正常时逐渐减停；或大剂量甲泼尼龙 10～30 mg/(kg·d)静脉滴注冲击治疗，最大剂量 1 g/d，连用 3～5 天，继之以泼尼松 2 mg/(kg·d)口服，并逐渐减停。总疗程

2 周或以上,剂量及疗程根据病情严重程度以及激素反应和依赖程度而决定。部分重症患儿可选择大剂量 IVIG 和糖皮质激素联合用药。

(3)英夫利昔单抗:为 TNF-α 拮抗剂,在儿童甚至婴幼儿中应用耐受性均较好,在 KD 患儿作为 IVIG 无应答的挽救治疗或重症 KDIVIG 联合用药时,可起到较好的退热抗炎作用,用法为 5 mg/kg,2 小时缓慢静脉滴注,通常为单次用药,用前需排除结核、乙肝、EB 病毒以及其他全身活动性感染。存在 MAS、肝功能异常或骨髓抑制的患儿慎用。常见不良反应为皮疹,用药过程中需注意观察;肝脏增大、感染等发生率较低。

(4)其他可选择的治疗方案。对以上治疗反应均不佳或糖皮质激素高度依赖的 KD 称为难治性 KD,可选择其他免疫抑制剂。①环孢素 A(CsA):CsA 可通过靶向抑制此信号通路以治疗难治性 KD 以及冠状动脉病变。CsA 在 KD 患儿中的具体用法尚未明确,借鉴 CsA 在儿童风湿免疫相关疾病中的应用建议,可给予 3~5 mg/(kg·d),最大剂量 150 mg/d,分 2 次口服,一般从小剂量开始,逐渐加量,根据炎症控制情况和受累血管(包括冠状动脉和体动脉)恢复情况决定 CsA 疗程,可达 3~6 个月。不良反应包括高钾血症、高血压、多毛、震颤、易感染、肾功能不全等,用药前也需排除感染,用药期间需监测肾功能。②其他单克隆抗体或细胞毒性药物:如抗 IL-6 受体单抗、IL-1 受体拮抗剂、阿那白滞素和环磷酰胺等,但应用经验均有限。③血浆置换:国内外均有报道血浆置换对难治性 KD 有效并能降低冠状动脉病变的发生,但鉴于其应用的风险和创伤,建议在药物治疗均无效情况下再选用。单纯血浆置换无法彻底终止炎症,仍需要应用其他免疫抑制剂。

(三)重症 KD 治疗

诊断为 KD 休克综合征(Kawasaki disease shock syndrome,KDSS)或有发生 MAS 倾向的重症 KD 患儿,或开始治疗前已经出现冠状动脉病变尤其是进行性进展者,在初始治疗基础上联合其他治疗,主要包括糖皮质激素和英夫利昔单抗,但尚未证实哪种方案效果更好。KDSS 或合并 MAS 患儿应用糖皮质激素时需尽早,疗程适当延长,建议大剂量甲泼尼龙 10~30 mg/(kg·d)静脉滴注,连用 3~5 天,最大剂量 1 g/d,根据治疗效果间隔 3~5 天后可重复使用,冲击结束后以相当于泼尼松 2 mg/(kg·d)(总剂量<60 mg/d)的糖皮质激素量分 2~3 次口服给药,并根据病情逐渐减停;糖皮质激素无法控制时可加用生物制剂或其他免疫抑制剂。急性期已经出现冠状动脉病变且存在炎症的患儿可选择英夫利昔单抗或中小剂量糖皮质激素治疗。MAS 病情进展快、病死率高,常规治疗

后仍然存在严重心肺功能衰竭的危重症患儿可应用体外膜肺氧合等生命支持技术。

第四节　预防与预后

一、预防

（1）居家饮食：予清淡易消化的软食，选择优质蛋白饮食，如鸡蛋、奶、瘦肉等，多吃新鲜蔬菜水果等富含维生素的食物。避免进食高脂、高糖、油腻、油炸、烧烤等食物。多饮水，保持大便通畅。

（2）休息与活动：出院后注意保证充足的睡眠，以休息为主。出现冠状动脉病变，应避免剧烈活动；多发或较大冠状动脉瘤尚未闭塞者，不宜参加体育活动。

（3）预防感染：增强体质，提高身体抵抗力；注意个人卫生，饭前便后及外出回家注意洗手，预防感染。

（4）皮肤护理：嘱家属做好患儿皮肤护理，密切观察皮肤黏膜病变情况，保持皮肤清洁，每天用软布擦拭患儿皮肤，剪短指甲，保持手清洁以免抓伤皮肤。皮肤出现脱屑时切勿抓挠，可局部涂抹润滑油，切忌强行撕脱，防止出血和继发感染。衣、被选用质地柔软的，须保持清洁。

（5）口腔卫生：保持口腔清洁，小儿协助清洁口腔，年长儿予漱口或刷牙，注意选用软毛牙刷。口唇干裂时可涂护唇油。

（6）保持积极心态：向家长交代病情，结合患儿年龄进行沟通，消除患儿及家长的紧张情绪，打消顾虑，保持积极心态，坚持主动随访治疗。

（7）坚持正确规范用药：严格按医嘱正确规范用药。向家属解释按时、按量服用阿司匹林及坚持疗程的重要性。阿司匹林可以防止血小板凝集和血栓形成，还可以起到消炎作用，疗程长至少要用 2 个月，后期可改用小剂量。如果已有冠状动脉扩张或冠脉瘤形成，则一直要用到病变消失为止。服用阿司匹林后注意药品不良反应，密切观察有无出血倾向，观察患儿大便的色、量及性质，应饭后服用本药，不可随意增减药物，避免和退烧药同时应用。定期到医院对红细胞沉降率、血小板指标及心脏超声等检查进行复查。告知家长输注丙种球蛋白后9 个月内，不宜进行疫苗的接种。

（8）坚持定期门诊复诊：严格按时门诊随访复诊，主要复查血常规、凝血功能、肝功能、肾功能、心电图检查、心脏彩色 B 超检查等。

（9）对于无冠状动脉病变患儿：于出院后 1 周、1 个月、3 个月、6 个月及 1 年门诊复诊，做全面检查 1 次，2 年后每年 1 次。

（10）对有冠状动脉损害的患儿：密切门诊随访复诊，按医嘱每 3～6 个月做一次心脏彩色 B 超检查。

（11）发生冠状动脉瘤患儿：应坚持长期密切门诊随诊，按医嘱治疗检查，直至动脉瘤消失。

二、预后

本病是自限性疾病，多数预后良好，可逐渐恢复，复发率 1%～2%。无冠状动脉病变患儿需于出院后 6 个月及 1～2 年各进行一次全面检查（包括体格检查心电图和超声心动图等）。未经有效治疗的患儿中，10%～20% 发生冠状动脉病变，应长期密切随访，每 6～12 个月 1 次，直至冠状动脉扩张或冠状动脉瘤消失。冠状动脉扩张或冠状动脉瘤大多于病后 2 年内自行消失，但常遗留血管壁增厚和弹性减弱等功能异常。巨大冠状动脉瘤常不易完全消失，可致血栓形成或管腔狭窄，需要外科手术介入。1%～2% 死于心肌梗死或动脉瘤破裂，个别病例在临床症状消失数年后猝死。

美国心脏病协会还建议，低风险且没有检测到冠状动脉异常的患儿应在被确诊为 KD 后至少随访 10～20 年，即使没有任何异常。对于中度危险的患儿，如果在第 6～8 周动脉瘤消退，则可以将其视为低危患儿。建议每 3～5 年定期进行心脏评估。高危患儿发展为冠状动脉狭窄的可能性更高，强烈建议长期使用抗血小板治疗和华法林或肝素，可以添加 β 受体阻滞剂以减少心肌需氧量，每年至少应进行 2 次全面的心脏检查，如心电图和超声心动图。建议患儿根据自身状况和出血风险限制身体活动。根据需要选择侵入性的检查，如冠脉造影。

死亡原因有心肌炎、动脉瘤破裂及心肌梗死等，内膜增生或血栓性闭塞导致的缺血性心脏病是 KD 冠状动脉病变远期死亡的主要原因，有些患儿的心血管症状可持续数月至数年。要预防和抑制血栓形成；增加冠状动脉血流；预防或解除冠状动脉痉挛；降低心脏工作负担。

第十章

干燥综合征

干燥综合征(Sjögren syndrome,SS)是一种以淋巴细胞增殖和进行性外分泌腺体损伤为特征的慢性炎症性自身免疫性疾病。除有唾液腺、泪腺功能受损外,可出现多脏器、系统受累,造成多种多样的临床表现,但以眼干燥和口腔干燥为主要症状。血清中可出现多种自身抗体。SS可单独存在,称为原发性SS(primary Sjögren syndrome,PSS),此一类型多见于成人,在儿童时期较为少见。也可与其他自身免疫性疾病并存,如幼年特发性关节炎、SLE、系统性硬化症等称为继发性SS(secondary Sjögren syndrome,SSS)。儿童时期多见继发于SLE或混合结缔组织病。

SS是一种较常见的自身免疫性疾病,患病率为0.5%~5.0%,我国人群中PSS患病率为0.33%~0.77%,90%以上患儿为女性,发病年龄大多数为30~50岁,也可发生于任何年龄,包括儿童和老年人等。儿童患病率尚不清楚,儿童患儿中以女孩多见,男女比为1∶6.5~1∶9。

第一节　病因与发病机制

一、病因

SS是在多种因素作用下,引起机体免疫异常。异常的细胞和体液免疫反应产生各种介质,造成患儿的组织炎症和破坏性病变。目前已知本病的病因与以下3个方面有关。

(一)遗传因素

通过免疫遗传的研究,发现某些人类白细胞抗原基因频率,如 HLA-DR3、HLA-B8 与 SS 相关。这种相关性可因种族不同而不同,如西欧白人的 SS 与 HLA-B8、DR3、DRW52 相关,而我国则与 HLA-DR3、DR2、DRW53 相关。

(二)病毒

EB 病毒是一种常见的感染人的疱疹病毒,可影响唾液腺。在 SS 患儿的唾液腺、泪腺组织中测到了 EB 病毒早期抗原和 DNA,同时在体内也检测出了抗 EB 病毒早期抗原的抗体。这些结果说明 EB 病毒在 SS 病因学中的潜在作用。

(三)免疫学异常

SS 患儿外周血中的 T、B 淋巴细胞明显分化、成熟和功能异常。B 淋巴细胞功能高度亢进和 T 细胞抑制功能低下,造成 SS 患儿突出的高丙种球蛋白血症和多种自身抗体,如抗 SSA 抗体和抗 SSB 抗体、类风湿因子等。其他可能出现的血清自身抗体有抗心磷脂抗体、抗线粒体抗体、抗 DSDNA 抗体和抗 RNP 抗体等,以及具有器官特异性抗体包括对唾液腺上皮细胞的抗体、抗腮腺导管抗体、抗甲状腺抗体和抗胃体细胞抗体等。

二、发病机制

(一)干扰素和细胞因子

PSS 患儿组织活检中发现大量病毒或免疫复合物,且 PSS 患儿唾液腺淋巴细胞灶中存在浆细胞样树突细胞(plasmacytoid dendritic cells,pDCs)。由于树突细胞具有捕获抗原及调节适应性免疫应答等作用,因此病毒或免疫复合物可作为抗原被 pDCs 捕获。研究发现,Ⅰ型干扰素信号在患儿外周血中普遍存在,Ⅱ型干扰素信号在患儿唾液腺活检中占主导地位。pDCs 捕获的病毒可诱导Ⅰ型干扰素分泌,Ⅰ型干扰素可通过降低 BCR 信号阈值、上调 B 细胞活化因子表达提高 B 细胞存活率,最终形成自身抗体和免疫复合物。针对 PSS 患儿干扰素系统过度激活,目前已开发出来作用于 IFN-α 或 IFN-α/β 受体 1 的单克隆抗体。由于蛋白和 DNA 样本更易获得,研究者将蛋白和 DNA 甲基化评分作为 PSS 患儿 IFN 系统激活的替代标志,以期在临床试验中进行评估及开发新疗法。

PSS 患儿激活的 pDCs 可促进促炎细胞因子产生,唾液腺组织中 IL-1、TNF-α、IL-6、IL-17、IL-21 等炎症因子水平上调。细胞因子在 PSS 发生、发展中具有重要作用,如 IL-6 可影响 Th 细胞、生发中心 B 细胞和浆细胞分化。IL-6 与其特异性受体结合可刺激 Th17 细胞产生 IL-6 等多种细胞因子,活化大量 T、B 细胞,产生自身抗体。IL-21也可由Th17细胞自分泌,在IL-6缺失状态下激活旁路分化途径,上调BAFF水平,产生自身抗体。因此,调控细胞因子产生可作为PSS的治疗方法。

(二)T细胞活化

T细胞对PSS发生、发展具有重要作用。研究发现,PSS患儿淋巴组织中能分泌细胞因子调节自身免疫应答的辅助性T细胞Th1、Th2和Th17增加,且Th1和Th2细胞互相拮抗;滤泡辅助性T(follicular helper T,Tfh)细胞增多,Tfh细胞可促进生发中心形成、活化B细胞和高亲和力抗体产生;调节性T细胞(regulatory T cells,Treg)在PSS组织中明显减少,而Treg可维持机体稳态,Th17与Treg互相拮抗,两者免疫失衡可促进疾病发展。由于以上细胞均参与PSS发病机制调控,因此对其进行调控有望成为PSS治疗的新方向。

1.抗原呈递

组织蛋白酶S是一种位于抗原呈递细胞溶酶体内的蛋白酶,通过干扰主要组织相容性复合物(major histocompatibility complex,MHC)Ⅱ分子结合控制自身抗原向$CD4^+$T细胞表达。研究发现,SS患儿眼泪中组织蛋白酶S水平呈升高趋势,IFN-γ增加可促进组织蛋白酶S通过MHCⅡ类分子呈递抗原导致自身抗体及免疫复合物形成。

2.共刺激作用

共刺激是自身免疫应答持续和扩增的主要表现,共刺激分子在免疫调节网络中起重要作用。T细胞受体和抗原肽-MHC作为T细胞激活的第一个信号,共刺激分子为第二个信号。PSS患儿唾液腺上皮细胞存在B7家族共刺激分子,外周血及唾液腺中PD-1、B7-H1、B7-H3呈高表达,B7-H3可通过核因子κB通路促进唾液腺上皮细胞炎症反应减少水通道蛋白表达,控制唾液腺分泌,B7-H3过表达还可抑制唾液腺上皮细胞增殖,诱导其凋亡。

(三)B细胞活化

B细胞活化被认为是PSS的主要致病机制。高丙种球蛋白血症、生发中心形成和自身抗体产生等是与B细胞存在和活化增加有关的生物学现象。研究表明,多个基因参与B细胞活化、增殖和信号传导过程。活化B细胞可产生IL-1、IL-6、TNF-α等多种细胞因子,进一步调控B、T细胞活化。组织中IL-10刺激记忆B细胞转化为浆细胞,浸润唾液腺组织单核细胞中B细胞增加表明局部免疫应答的抗原驱动性。

1.B 细胞活化因子/BAFF 受体相互作用

B 细胞活化因子也称 B 淋巴细胞刺激因子，是肿瘤坏死因子家族成员，可延长循环 B 细胞存活时间，主要通过与相应受体结合抑制细胞内凋亡途径，并为 B 细胞提供生存信号。BAFF 可与 B 淋巴细胞刺激因子受体、B 细胞成熟抗原和 T 细胞激活剂和钙离子调节配体相互作用剂 3 种受体结合。I 型干扰素可刺激细胞分泌大量 BAFF，异常 BAFF 信号在异位生发中心形成、B 细胞存活率及其边缘区定位中起关键作用。大量 BAFF 可导致过渡性 B 细胞增加，引发自身免疫应答。因此针对 B 细胞和 BAFF 进行治疗为抑制 PSS 炎症发生提供了可能，如通过研究证实了 JAK 抑制剂对 BAFF 的抑制作用。

2.B 细胞受体信号

B 细胞受体(B cell receptor,BCR)信号激活是另一种能够诱导 B 细胞存活、增殖、功能分化和迁移的机制，为在 PSS 中定位 B 细胞信号提供了新的依据。部分激酶，如磷脂酰肌醇 3-激酶 δ 和布鲁顿酪氨酸激酶(Bruton′s tyrosine kinase,BTK)在 BCR 信号转导中起关键作用。最近研究表明，SS 动物模型中 BCR 信号转导受唾液腺组织中磷脂酰肌醇 3-激酶 δ 通路激活影响。BCR 激活后，脾酪氨酸激酶和 BTK 磷酸化水平降低，引起辅助记忆 B 细胞的 CD22 和蛋白酪氨酸磷酸酶非受体 6 型低应答。CD22 作为 BCR 的共受体，与特异性反应物(如高亲和力单克隆抗体)结合可能导致 CD22 对 BCR 的抑制作用增强，进而导致信号减弱和抑制 B 细胞活化。

3.异位生发中心形成

异位生发中心形成被认为是 SS 与其他系统性自身免疫病发病机制中的关键机制。PSS 患儿唾液腺中生发中心形成与较高的病灶评分、类风湿因子阳性和抗 SSA/SSB 阳性及腺外表现有关，研究发现 PSS 患儿唾液腺组织中存在异位生发中心结构，并发现其与淋巴瘤发展相关，PSS 患儿唾液腺中 Tfh 细胞和树突状细胞数量增加，这些细胞可能参与生发中心形成，并可能促使 B 细胞向记忆 B 细胞和浆细胞分化。因此，调控生发中心形成有望成为 PSS 治疗的新方向。

4.表观遗传学修饰

研究表明，包括 PSS 在内的多种自身免疫性疾病发病机制均与表观遗传修饰有关，表观遗传修饰包括 DNA 甲基化、组蛋白翻译后修饰及 miRNAs。DNA 甲基化的关键功能是维持 T 细胞调节，参与 T 细胞发育的重要转录因子 RUNX1 基因在 PSS 患儿中呈高甲基化。由于 DNA 甲基转移酶表达降低，唾液腺上皮细胞在 PSS 患儿中总体呈低甲基化。PSS 患儿全血中最典型的通路主要为 IFN 信号、抗原呈递和移植物抗宿主信号。PSS 患儿 B 细胞中,启动子低甲基化导致 IFN 诱导的基因表达增加,低甲基化伴有组蛋白高乙酰化,可能有助于控制增强子区域的表观遗传程序。PSS 患儿 CD19$^+$ B 细胞中 miR-30b-5p 呈低表达,低水平的 miR-30b-5p 导致 BAFF 增加和自身抗体产生。部分 miRNA 可作为表观遗传开关监测 PSS 炎症状态,还可作为免疫失调的标志物,如 CD4$^+$ T 细胞中高表达 miR-155-5p、miR-146a-5p 可抑制 Th2 细胞增殖并促进 Th1 细胞反应。此外 miR-155-5p 还可促进 Th17 细胞和 Treg 分化和功能。对表观遗传修饰的深入探索可能有助于开发针对表观基因组治疗 PSS 的策略。甲基化 CpG 结合域蛋白 2 可下调水通道蛋白调控-5 表达,影响唾液腺分泌,CpG 位点上的 DNA 甲基化为治疗 PSS 提供了靶点。

5.代谢异常

近年研究表明机体代谢异常与部分自身免疫疾病发生发展密切相关。肥胖和 2 型糖尿病患儿血液中存在高浓度的游离脂肪酸,其中棕榈酸水平已被证实与 PSS 发病机制相关。棕榈酸可诱导唾液腺上皮细胞分泌 IL-6,促进 CD4$^+$ T 细胞分化,诱导 B 细胞成熟并分泌抗体,进而促进浆细胞产生并延长其生存时间;血浆中高水平的棕榈酸可诱导唾液腺上皮细胞凋亡,导致 α 蛋白裂解释放,抗原呈递细胞可将其识别为自身抗原,导致自身免疫应答。因此,有望通过改善脂质谱将游离脂肪酸水平正常化防治 PSS。代谢异常引起或促进的自身免疫性疾病或可通过调控代谢异常途径或异常代谢物量进行治疗。

第二节 诊断与鉴别诊断

一、诊断

(一)实验诊断

常规化验包括血常规可有轻度贫血,部分患儿有白细胞计数减低和血小板计数减低,红细胞沉降率明显增快。95% 患儿有高 γ 球蛋白血症。免疫球蛋白 IgG、IgM、IgA 均可增高,以 IgG 为最明显。患儿血清中存在多种自身抗体,抗核抗体阳性率为 50%～80%,以抗 SSA 和 SSB 抗体为主,其中抗 SSA 抗体阳性率最高,抗 SSB 抗体是诊断 SS 的标记性抗体。90% 患儿类风湿因子阳性。约

80％的患儿循环免疫复合物增高。约半数的患儿可测到抗甲状腺抗体、抗腮腺导管抗体等。血清中 β2 微球蛋白在疾病活动期增高。

(二)其他检查

包括腮腺造影唇腺黏膜病理,灶性淋巴细胞性唾液腺炎是诊断 SS 的典型病理表现。干燥性角结膜炎检查包括施墨试验、泪膜破碎时间等。

(三)诊断标准

本症缺乏特异性的临床表现及实验室项目进行诊断。国际上有多种诊断标准,但是否适用于儿童,尚待进一步确定。口干燥症和干燥性角膜炎代表本病最主要受累的外分泌腺体,即唾液腺和泪腺的病变,因此,它们是本病诊断的客观依据。

以下 3 个基本点是本病的诊断依据。

1.口干燥症的诊断标准

(1)唾液流率的正常值为每分钟平均≥0.6 mL。

(2)腮腺造影:在腮腺有病变时,导管及小腺体有破坏现象。

(3)唇黏膜活检:其腺体组织中可见淋巴细胞浸润。≥50 个淋巴细胞团聚成堆者称为灶,≥1 个灶性淋巴细胞浸润为异常。

(4)同位素造影:唾液腺功能低下时其摄取及排泌均低于正常。

凡上述 4 项试验中有 2 项异常者可诊断为口干燥症。

2.干燥性角结膜炎的诊断标准

(1)滤纸试验:5 分钟时滤纸润湿长度≥15 mm 为正常,≤10 mm 为异常。

(2)泪膜破裂时间:短于 10 秒者为异常。

(3)角膜染色:在裂隙灯下,角膜染色点超过 10 个为异常。

(4)结膜活检:结膜组织中出现灶性淋巴细胞浸润者为异常。

凡具有上述 4 项试验中 2 项异常者即可诊断为干燥性角结膜炎。

3.自身抗体

ANA、抗 SSA 抗体阳性、抗 SSB 抗体和类风湿因子阳性。

二、鉴别诊断

(一)儿童复发性腮腺炎

男性多见腮腺肿大常伴疼痛、发热和红斑;无自身抗体和局灶性淋巴细胞浸润;抗生素治疗有效。

(二)弥漫性浸润性淋巴细胞增多综合征

与 HIV 感染有关。

（三）感染性腮腺炎

链球菌、葡萄球菌、EB病毒和巨细胞病毒等均可引起腮腺炎。

（四）其他

结节病、淋巴瘤和先天性多囊腮腺疾病等。

第三节 对其他系统的影响

一、对心血管系统的影响

据报道约有15％的SS患儿有血管炎。亚型的范围从过敏性血管炎到类似结节性多动脉炎的坏死性血管炎。迄今为止，大多数病例累及皮肤，常表现为紫癜，病变大小不等，可能是小瘀点，也可能是较大的紫癜，其性质可能是非炎性的，仅有红细胞渗出，或者是血管炎性的。荨麻疹样损伤也可出现。免疫病理研究发现，这种紫癜是由于血液高黏滞性和免疫复合物介导的皮肤血管炎联合导致的。雷诺现象累及13％～66％的SS患儿，它常合并出现非侵蚀性关节炎，常在口干症之前出现，很少发生手指溃疡。患儿晚期可出现心包炎、肺动脉高压，严重者可出现心力衰竭。

二、对呼吸系统的影响

如鼻、咽、喉、气管和支气管黏膜的腺体也可累及，导致鼻腔干燥、鼻出血、慢性干咳、声音嘶哑。下呼吸道受累发生慢性支气管炎及间质性肺炎。以肺间质病变最多见，病理类型各异，有非特异性间质性肺炎、淋巴细胞性间质性肺炎、寻常型间质性肺炎和机化性肺炎，上述类型在胸部高分辨率CT上呈现不同特征。间质性肺病变是PSS死亡的主要原因之一。

三、对神经系统的影响

PSS累及神经系统表现多样，周围神经、自主神经和中枢神经系统均可受累。以周围神经病变最常见（10％～20％），可表现为下肢麻痹、感觉障碍。中枢神经受累可表现为癫痫样发作精神异常或脑神经病变等，也可表现为脑白质病变、视神经脊髓炎谱系疾病或横贯性脊髓炎。

四、对消化系统的影响

约有一半的 PSS 患儿报道有胃部症状,消化道可见食管运动功能障碍,胃酸分泌减少及萎缩性胃炎。35％患儿抗胃壁细胞抗体阳性。18％～44％患儿有肝、脾大,转氨酶增高。40％病理改变为慢性活动性肝炎,7％～13％的患儿可发现抗线粒体抗体,提示 PSS 与原发性胆汁性肝硬化有密切关系。PSS 可出现胰腺外分泌功能障碍,其病理机制类似于唾液腺受累,主因淋巴细胞浸润导致胰腺腺泡萎缩、胰管狭窄等慢性胰腺炎改变。

五、对泌尿系统的影响

儿童 SS 最具特征性且最常见的腺外损害,可先于口眼干燥症或发生于无腺体受累的儿童,最常见的肾脏损害为肾小管间质性病变,以肾小管酸中毒最多见,严重者出现低钾性麻痹。此外,还可发生肾性糖尿病、尿崩症、肾病、肾小球肾炎等,长期未得到治疗的患儿会并发佝偻病和生长受抑。

六、对骨骼系统的影响

PSS 患儿往往会有关节肌肉症状,包括关节痛和一过性滑膜炎关节症状呈慢性、复发性,累及手关节多见,仅 10％的患儿出现关节炎,而侵蚀性关节炎罕见。部分患儿可有肌炎表现。

七、对血液系统的影响

白细胞计数轻度减少最常见。也可出现血小板减少,部分患儿顽固、易复发难控制。淋巴瘤的风险较健康人群高数倍。

第四节　临床表现与治疗

一、临床表现

SS 多起病缓慢,开始症状不明显,很多患儿不是由于口干或眼干等症状来就医,而常常是由于其他症状如关节痛、皮疹或发热等来就诊。对多例患儿初诊时的临床表现进行总结,发现最常见的腺体外表现从高至低依次为白细胞计数减低、关节炎、雷诺现象、肝损害、肺间质病变、双下肢特发性血小板减少性紫癜、血色素减低、血小板减低、肾小管酸中毒。研究者回顾性分析了 17 例儿童 SS 的临床特点,发现首发症状为腮腺大者 7 例,关节痛者 5 例,口干者 2 例,紫癜者 2 例,肾小管酸中毒者 1 例。在整个病程中,反复腮腺大、关节痛较多;口干、眼干表现亦不少,但早期不明显。肾小管酸中毒临床症状多不明显,往往是在尿常规、血生化等检测异常后发现。

(一)口干

由于唾液减少所致。儿童患儿虽有唾液量减少,却无自觉症状,严重者常频频饮水,进固体食物时必须用水送下。约 50% 患儿牙齿逐渐发黑,呈粉末状或小片脱落,只留残根,称为猖獗龋,是口干燥症的特点之一。舌面干,有皲裂,舌乳头萎缩,使舌面光滑,舌痛,可出现溃疡;腮腺或颌下腺可反复,双侧交替肿大,尤以腮腺肿大为多见,此种表现儿童较成人多见。

(二)眼干

由于泪腺分泌减少致眼部干涩、"砂砾感"、烧灼感,严重者哭时无泪。严重的眼干可导致丝状角膜炎,引起严重的异物感,眼红、怕光及视力下降甚至失明。

(三)其他部位外分泌腺

如鼻、咽、喉、气管和支气管黏膜的腺体也可累及,导致鼻腔干燥、鼻衄、声音嘶哑。下呼吸道受累发生慢性支气管炎及间质性肺炎。消化道可见食道运动功能障碍,胃酸分泌减少及萎缩性胃炎。35% 患儿抗胃壁细胞抗体阳性,肠液减少可引起便秘。少数还可并发急性胰腺炎、慢性胰腺炎。18%～44% 患儿有肝、脾肿大,转氨酶增高。40% 病理改变为慢性活动性肝炎。患儿可有肾小管功能缺陷,严重者出现远端肾小管酸中毒和低钾性麻痹,此外,还可发生肾性糖尿病、尿崩症、肾病、肾小球肾炎等。外阴分泌腺常受累,外阴皮肤与阴道干燥及萎缩。

(四)皮肤黏膜

皮肤病变的病理基础为局部血管炎。可出现紫癜样皮疹,多见于下肢,为米粒大小边界清楚的红丘疹,压之不褪色,分批出现,每批持续时间约为 10 天,可自行消退而遗留有褐色色素沉着。结节性红斑较少见。雷诺现象多不严重,不引起指端溃疡或相应组织萎缩。

(五)关节肌肉

70% 患儿有关节痛,但仅有 10% 出现关节炎,部分患儿可有肌炎表现。

(六)其他脏器病变

一些患儿血清中存在抗甲状腺抗体,临床上可并发桥本甲状腺炎;也可伴有血管炎,出现雷诺现象及皮肤溃疡;还可出现外周神经受累,表现为下肢麻痛,感觉障碍。中枢神经受累可表现为癫痫样发作或精神异常等。患儿还可并发单克隆 B 细胞淋巴瘤。肺部受累患儿大部分无呼吸道症状,轻度出现干咳,重者出现气短。部分出现弥漫性肺间质纤维化,肺功能检查显示小气道功能减低,弥散、限制功能障碍,少数人可因此而呼吸功能衰竭死亡。早期肺间质病变在肺 X 线上并不明显,只有高分辨肺 CT 方能发现。另有少部分患儿出现肺动脉高压。我国对 21 例儿童原发性 SS 的临床特点进行分析,显示患儿首发症状以肾小管酸中毒、反复腮腺肿大、皮肤紫癜多见,肺部和神经系统受累少见。

二、治疗

本病目前尚无根治方法,主要是采取措施改善症状,控制和延缓因免疫反应引起的组织器官损害的进展以及继发性感染。

(一)对症治疗

1.口腔病变

避免用口呼吸,口干可适当多饮水,避免吸烟、饮酒及服用可引起口腔干燥的药物,如抗组胺药、抗胆碱药、某些降压药及利尿药等。保持口腔清洁,勤漱口,注意口腔卫生,每天刷牙两次,减少龋齿和口腔感染的可能。有龋齿者要及时修补。可使用人工唾液,含患儿血清配制的人工唾液的效果明显优于传统人工唾液。

2.眼部病变

人工泪液滴眼是治疗本病最常用的方法。用 0.5%～1.0%羟甲基纤维素生理盐水(人工泪液之一)滴眼可使半数患儿眼干燥症状缓解,对防止眼并发症有一定疗效。有研究表明,含患儿血清配制的人工泪液的效果明显优于传统人工泪液。

3.鼻腔干燥

可以用 0.9%氯化钠溶液滴鼻。

4.皮肤干燥

一般不需特殊处理,必要时可用润肤剂。在空气干燥的季节使用空气加湿器或地面洒水等措施,增加空气湿度,可以缓解皮肤、眼、鼻及口腔等干燥症状。

5.肌肉关节痛

可用非甾体抗炎药。

6.低钾血症

纠正低钾血症的麻痹发作可采用静脉补钾,待病情平稳后改口服钾液或钾

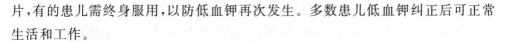

片,有的患儿需终身服用,以防低血钾再次发生。多数患儿低血钾纠正后可正常生活和工作。

(二)全身治疗

(1)对单纯以黏膜干燥为主,无明显系统损害的患儿可不用或用少量的糖皮质激素。对于并发间质性肺炎、肾功能受损、关节炎及高黏滞综合征等病变者,可加用小至中等剂量的泼尼松治疗。当有肺纤维化或周围神经病变时可用较大剂量的激素,同时密切观察因治疗引起的不良反应。

(2)严重病变(肺炎、肾炎及神经系统)或使用激素制剂不能控制的患儿,可联合应用或单独用免疫抑制剂。常用药物有甲氨蝶呤、硫唑嘌呤、环磷酰胺、来氟米特等。免疫抑制剂可减轻腺体淋巴细胞浸润,改善外分泌腺的功能,同时对系统的免疫病理损害有减缓进展作用。应用免疫抑制剂应严格掌握适应证,密切观察毒副作用,病情控制后应及时减量或停用。

(3)羟氯喹对 SS 患儿有一定疗效,适用于轻型 SS 患儿,也适用于停用激素后的继续巩固治疗。中药白芍总苷对本病也有效。

(4)自体外周血干细胞移植可缓解 PSS 患儿的口干和眼干症状,但长期疗效有待进一步观察。

第五节 预防与预后

一、预防

小儿 SS 常发病隐匿,并且小儿对不舒服的感觉表达能力弱,所以要求家长需多注意观察,发现异常情况及时询问。

(1)防寒保暖:寒冷可以诱发此病的发作,而且受凉容易导致病毒感染,一旦怀疑病毒感染应即刻就医,避免延误治疗,所以需要避免着凉是预防的关键。

(2)增强体质:小儿积极参与户外体育活动,并且通过饮食增强营养,达到增强体质的目的,从而预防小儿 SS 的发生。

(3)关注遗传因素:对于家族近亲属有患该疾病的情况,一旦小儿出现类似于口干或眼干的症状,应及早干预治疗。

(4)饮食生活习惯改变:多喝水,多吃新鲜的蔬菜、水果,比如苹果、香蕉、西红柿等,多饮水,忌食辛辣及过热、过冷、过酸等刺激性食物。

(5)患儿一定要保持居住环境安静整洁,温、湿度要适应,避免到人群聚集的场所,以预防各种感染。保持室内适宜的温、湿度,以免造成呼吸道黏膜干燥。

(6)有 SS 家族史者应格外注意。

(7)SS 的患儿应做好黏膜护理,病因造成患儿唾液分泌减少,易发生口腔溃疡、感染、龋齿等疾病。嘱患儿多饮水,保持口腔黏膜湿润,除多饮水外,还可饮酸梅汁、柠檬汁等生津解渴之类饮料。适当使用保湿剂,注意口腔清洁。可以每天做鼓腮状,同时用手叩击同侧腮腺部位数次,或按摩腮部和下颌部以刺激腮腺分泌。

(8)饭后及时漱口,定期更换牙刷,预防口腔感染的发生。

(9)对患有干燥性角膜炎的患儿,可用人造泪液滴眼,缓解眼干症状,保护眼角膜和眼结膜不受损伤。保持室内适宜的温湿度,以免造成呼吸道黏膜干燥。

二、预后

多数 PSS 儿童预后良好,出现低钾血性麻痹、中枢神经系统受累、自身免疫性肝炎等提示预后可能不良。随病情进展,儿童 PSS 可与 SLE、幼年特发性关节炎、混合性结缔组织病等其他自身免疫病重叠。故需对 SS 患儿长期随访,及时预防和发现淋巴瘤、其他自身免疫性疾病等并发症。病变仅局限于唾液腺、泪腺、皮肤黏膜外分泌腺体者预后很好。有内脏损害者经恰当治疗后大多可以控制病情。预后不良因素包括进行性肺纤维化中枢神经病变、肾功能不全,合并恶性淋巴瘤者。

第十一章

急性上呼吸道感染

　　急性呼吸道感染通常分为急性上呼吸道感染和急性下呼吸道感染。急性上呼吸道感染是指鼻腔、咽或喉部急性炎症的总称。亦常用"感冒""鼻炎""急性鼻咽炎""急性咽炎""急性扁桃体炎"等名词诊断，统称为上呼吸道感染，简称"上感"。急性上呼吸道感染是儿童最常见的急性感染性疾病。鼻咽部感染常出现并发症，可累及邻近器官如喉、气管、支气管、肺、口腔、鼻窦、中耳、眼以及颈部淋巴结等，有时鼻咽部症状已经好转或消失，而其并发症可以迁延或加重。对上呼吸道感染及其并发症的临床特点应作全面的观察和分析，早诊断、早治疗，提高疗效，避免贻误病情。

第一节　病因与发病机制

一、病因

　　上呼吸道感染以病毒为主，可占原发感染的 80% 以上。支原体和细菌较少见。病毒感染后，上呼吸道黏膜失去抵抗力，细菌可乘虚而入，并发混合感染。

（一）常见病毒

（1）鼻病毒属小 RNA 病毒科，有 100 余种不同血清型，是普通感冒最常见的病原体。

（2）冠状病毒分离需特殊方法。普通感冒常见两大病原体鼻病毒和冠状病毒，其感染症状局限于上呼吸道，多在鼻部。

(3)柯萨奇病毒及埃可病毒:此类病毒均微小,属于微小病毒,常引起鼻咽部炎症。

(4)流感病毒分甲、乙、丙3种血清型。在感染人类的3种流感病毒中,甲型流感病毒有着极强的变异性,乙型次之,而丙型流感病毒的抗原性较稳定。甲型可因其抗原结构发生较剧烈的变异而导致大流行,估计每隔10~15年一次。乙型流行规模较小且局限。丙型一般只造成散发流行,病情较轻。以上3型在小儿呼吸道疾病中主要引起上感,也可以引起喉炎、气管炎、支气管炎、毛细支气管炎和肺炎。

(5)副流感病毒分4种血清型,其中Ⅰ型和Ⅲ型属于呼吸道病毒属,Ⅱ型和Ⅳ型属于腮腺炎病毒属,Ⅰ型、Ⅱ型及Ⅲ型是引起婴儿、儿童、免疫缺陷患儿下呼吸道感染的主要病原;Ⅳ型又分A、B两个亚型,较少见,可在儿童及成人中发生上呼吸道感染。

(6)呼吸道合胞病毒存在A、B两个亚型,对婴幼儿呼吸道有强致病力,可引起小流行。1岁以内婴儿75%左右发生过毛细支气管炎,30%左右致喉炎、气管炎、支气管炎及肺炎等。2岁以后毛细支气管炎发病减少。5岁以后,仅表现为轻型上感,下呼吸道感染明显减少。以上所述后3种病毒均属于黏液病毒。在急性上呼吸道感染中以副流感病毒、呼吸道合胞病毒及冠状病毒较为多见。

(7)腺病毒为DNA病毒,属腺病毒科,能感染人类的有51种不同血清型,是儿童上呼吸道感染的重要病原,可以引起鼻咽炎、咽炎、咽结合膜炎、滤泡性结膜炎,也可引起肺炎流行。其中,3、7型是引起腺病毒肺炎的主要病原。近年也有55血清型引起上呼吸道感染和肺炎的报道。

(二)肺炎支原体

肺炎支原体又名肺炎原浆菌或胸膜肺炎样微生物,不但引起肺炎,也可引起上呼吸道感染,肺炎多见于5~14岁小儿。

(三)常见细菌

仅为原发性上呼吸道感染的10%左右。上呼吸道的继发性细菌感染大多属于B族溶血性链球菌A组、肺炎链球菌、流感嗜血杆菌及葡萄球菌,其中链球菌往往引起原发性咽炎。卡他奈瑟球菌是鼻咽部常见菌群之一,有时在呼吸道可发展为致病菌感染,且有增多趋势,次于肺炎链球菌和流感嗜血杆菌感染。

二、发病机制

过敏体质、先天性免疫缺陷或后天性免疫功能低下及受凉、过度疲劳、居室拥挤、大气污染、直接或间接吸入烟雾、呼吸道黏膜的局部防御能力降低时容易发病。婴幼儿时期由于上呼吸道的解剖和免疫特点而易患本病。营养不良性疾病,如维生素 D 缺乏性佝偻病,亚临床维生素 A、锌或铁缺乏症等,或护理不当,气候改变和环境不良等因素则易发生反复上呼吸道感染或使病程迁延。

第二节　诊断与鉴别诊断

一、诊断

(一)实验诊断

1.血液常规检查

病毒性感染时白细胞计数正常或偏低,淋巴细胞比例升高;细菌感染时,白细胞计数和中性粒细胞比例增多,可出现核左移现象。

2.病原学检查

根据病情必要时可用免疫荧光法、酶联免疫吸附检测法、血清学诊断法或病毒分离和鉴定方法确定病毒的类型。细菌培养和药物敏感试验有助于细菌感染的诊断和治疗。

(二)其他检查

胸部 X 线,一般无须做胸部 X 线检查,对有一种或多种基础疾病患儿时,可追加检查做鉴别诊断用。多数病例无异常表现。

(三)诊断标准

(1)年长儿可有流涕、鼻塞、打喷嚏、低热、咽部干痛不适等,婴幼儿呼吸道症状可不明显,常突然发热、呕吐、腹泻,甚至高热惊厥。新生儿可因鼻塞而拒奶或呼吸急促。

(2)咽部充血和咽后壁淋巴滤泡增多。若炎症局限于上呼吸道某一器官,则以该部位炎症命名,如急性喉炎、急性扁桃体炎,否则称急性上呼吸道感染。

(3)发热、咽炎、滤泡性结膜炎同时存在,颈或耳后淋巴结增大称咽结合膜热。

(4)病毒感染时白细胞计数偏低或正常,细菌感染时则白细胞计数和中性粒细胞计数增多。

(5)流行性感冒有明显的流行病学史,全身症状重而呼吸道局部症状轻,常有发热、头痛、肌痛等。

二、鉴别诊断

(一)过敏性鼻炎

过敏性鼻炎临床上很像"伤风",不同之处包括以下几点。

(1)起病急骤,鼻腔发痒,喷嚏频繁,鼻涕呈清水样,无发热,咳嗽较少。

(2)多由过敏因素如螨虫、灰尘、动物皮毛、低温等刺激引起。

(3)如脱离变应原,数分钟及1~2小时内症状即消失。

(4)体检可见鼻黏膜苍白、水肿。

(5)鼻分泌物涂片可见嗜酸性粒细胞增多。

(二)流行性感冒

流行性感冒为流感病毒所致的急性呼吸道传染性疾病,传染性强,常有较大范围的流行。临床特点如下。

(1)起病急,全身症状重,畏寒、高热,全身酸痛,眼结膜炎症明显,部分患儿有恶心、呕吐、腹泻等消化道症状。

(2)鼻咽部症状较轻。

(3)病毒为流感病毒,必要时可通过病毒分离或血清学检查以明确诊断。

(4)早期应用抗流感病毒药物如金刚烷胺、奥司他韦疗效显著。

(5)可通过注射流感疫苗进行预防。

(三)急性气管、支气管炎

急性气管、支气管炎表现为咳嗽咳痰,鼻部症状较轻,血中白细胞计数可增多,X线胸部X线检查常见肺纹理增强。

(四)急性传染病前驱症状

某些急性传染病(如麻疹、流行性出血热,流行性脑脊髓膜炎、脊髓灰质炎、伤寒、斑疹伤寒)在患病初期常有上呼吸道症状,在这些病的流行季节或流行区应密切观察,并进行必要的实验室检查,以资鉴别。

(1)麻疹:上呼吸道感染的症状为前驱期症状,约有90%的患儿在发病后2~3天在上颌第二磨牙部位的颊黏膜上见灰白色小斑点(科氏斑),上感无科氏斑。

(2)流行性出血热:主要传染源是鼠类,流行具有地区性。可有头痛、腰痛、眼睛痛(俗称三痛)症状,发热、出血及肾损害为3大主征,典型患儿可有发热期、低血压休克期、少尿期、多尿期及恢复期 5 期。上感全身中毒症状轻,主要以鼻咽部卡他症状为主。

(3)流行性脑脊髓膜炎:部分患儿初期有咽痛、鼻咽部分泌物增多症状,很快进入败血症及脑膜炎期,出现寒战、高热、头痛、皮疹。后期可有剧烈头痛并出现脑膜刺激征。主要传染源是带菌者,通过飞沫传播。

(4)脊髓灰质炎:由脊髓灰质炎病毒引起的急性传染病,未应用疫苗的儿童易感。前驱期大多出现上感症状,部分进入瘫痪前期,出现体温上升、肢体疼痛、感觉过敏等神经系统症状,瘫痪呈现肢体不对称性、弛缓性瘫痪,多见于单侧下肢。

(5)伤寒:发热为最早期症状,可伴有上感症状,但常有缓脉、脾大或玫瑰疹,伤寒病原学与血清学检查阳性,病程较长。

(6)斑疹伤寒:流行性斑疹伤寒多见于冬春季节,地方性斑疹伤寒多见于夏秋季节。一般起病急,脉搏较速,多有明显头痛。发病第 5、6 天出现皮疹,数量多且可有出血性皮疹。外斐反应阳性。

第三节 临床表现与治疗

一、临床表现

上呼吸道感染通常急性起病,常见鼻塞、流清鼻涕、打喷嚏、咽痛、咽干、轻微咳嗽等临床表现。常见下列几种临床类型。

(一)普通感冒

本病起病较急,初期有咽部干、痒或烧灼感,发病同时或数小时后,可有打喷嚏、鼻塞、流清鼻涕等症状。2～3 天后,鼻涕变稠,常伴有咽痛、流泪、听力减退、味觉迟钝、咳嗽、声音嘶哑等上呼吸道症状。体检可见鼻黏膜充血、水肿、有分泌物,咽部充血等。普通感冒大多数为自限性疾病,一般 5～7 天痊愈,有并发症者可能病程迁延。

(二)急性病毒性咽炎

急性病毒性咽炎主要表现为咽部发痒和烧灼感,咳嗽较少见。当病原菌为流感病毒和腺病毒时,可有明显的发热和乏力症状,咽部充血、水肿,颌下淋巴结肿痛。

(三)急性病毒性喉炎

急性病毒性喉炎常由鼻病毒、甲型流感病毒、副流感病毒或腺病毒等引起。临床特征为声音嘶哑、说话困难、咳嗽伴随咽喉痛及发热等。体检时可见喉部水肿、充血、局部淋巴结轻度肿大伴触痛,有时可闻及喘鸣音。

(四)疱疹性咽峡炎

疱疹性咽峡炎主要由柯萨奇病毒引起,多见于儿童,偶见于成人,夏季多发。临床表现为明显的咽痛、发热,体检时可见咽部充血、软腭、悬雍垂、咽部和扁桃体表面可见灰白色疱疹和浅表溃疡,周围有红晕。病程多在1周左右。

(五)急性咽结膜炎

急性咽结膜炎主要由腺病毒和柯萨奇病毒等引起,儿童多见,夏季多发,游泳者中易于传播。主要表现为发热、咽痛、畏光、流泪等。体检时可见咽部和结膜明显充血。病程4~6天。

(六)急性咽部-扁桃体炎

急性咽部-扁桃体炎主要由溶血性链球菌引起,也可以由流感嗜血杆菌、肺炎链球菌、葡萄球菌等致病菌引起。其特点是起病急、咽痛明显、畏寒、发热、体温呈高热等。体检时可见咽部充血明显,扁桃体肿大、充血、其表面有脓性分泌物,颌下淋巴结肿大、牙痛,肺部检查无明显阳性发现。

二、治疗

(一)对症治疗

(1)休息:多饮水,室内保持空气流通。

(2)解热镇痛:如有发热、头痛、肌肉酸痛等症状者,可选用解热镇痛药,如对乙酰氨基酚、布洛芬等。

(3)缓减充血剂:鼻塞、鼻黏膜充血水肿时,可使用盐酸伪麻黄碱,也可用1%麻黄碱滴鼻。

(4)抗组胺药:感冒时常有鼻黏膜敏感性增高,频繁打喷嚏、流涕,可选用马来酸氯苯那敏等抗组胺药。

(二)病因治疗

(1)抗菌药物治疗:单纯病毒感染无须使用抗菌药物,细菌性上呼吸道感染或病毒性上呼吸道感染继发细菌感染者可选用抗生素治疗。常选用青霉素类、头孢菌素类或大环内酯类抗生素。

（2）抗病毒药物治疗：目前尚无特效抗病毒药物，而且滥用抗病毒药物可造成流感病毒耐药现象。因此如无发热，免疫功能正常，发病超过 2 天的患儿一般无须应用。若为流感病毒感染，可用磷酸奥司他韦口服。

第四节　预防与预后

一、预防

（1）积极锻炼，利用自然因素锻炼体格十分重要，如经常户外活动和体育锻炼等都是积极的方法，只要持之以恒，就能增强体质、防止上呼吸道感染。

（2）讲卫生，避免发病诱因。穿衣过多或过少、室温过高或过低、天气骤变、环境污染和被动吸烟等，都是上呼吸道感染的诱因。

（3）避免交叉感染，接触患儿后洗手。室内空气保持清新，注意通风换气，保持适宜的温度、湿度，及时消毒患儿的床铺衣物，以免病原播散。在家庭中，成人患儿应避免与健康儿童接触。

（4）口服黄芪、匹多莫德、泛福舒等药物，有提高机体细胞和体液免疫功能作用，反复上呼吸道感染儿童应用后可减少复发次数，适量补充微量元素及维生素也有一定的作用。

（5）最近认为应用减毒病毒疫苗，由鼻腔内滴入和/或雾化吸入，可以激发鼻腔和上呼吸道黏膜表面分泌型 IgA 产生，从而增强呼吸道对感染的防御能力。大量研究指出，分泌型 IgA 对抗呼吸道感染的作用比任何血清抗体更佳。由于肠道病毒和鼻病毒的型别太多，很难用疫苗预防。

（6）多喝水：生病中的孩子，可以用少量多次的方式来喝水，不仅有助于身体补充水分，还可以冲刷咽喉部的细菌、病毒，促进痰液的排出，非常有助于疾病治疗。

（7）合理饮食：孩子得了上呼吸道感染后，因为口咽部或者全身的不适，常常有食欲不好的表现，但营养对抗击病原体、恢复身体健康是非常重要的，尽可能根据孩子的口味做容易消化的流食或半流食如稀饭、烂糊面、蔬果汁等，也要注意多吃富含维生素和优质蛋白的食物，远离冰冻或辛辣煎炸的食物。

（8）注意休息：睡眠充足有利于疾病的治疗和机体的恢复，尽可能让发热疲倦的孩子休息好。

(9)监测体温:发热的患儿应每1~2小时测量体温1次。体温超过38.5 ℃时给予物理降温或药物降温,采用前额冷敷等方法进行物理降温时,要注意有无寒冷反应,如出现寒战、口唇发黑等表现,则不宜用物理降温。发热出汗之后,及时更换潮湿的衣物,并补充身体所需的水分。

(10)保持身体清洁:应在晨起、餐后、睡前漱洗口腔。应勤更换内衣,使患儿舒适。患儿流清鼻涕,会刺激上唇皮肤,久之会出现两条又红又痛的"沟",可用温热毛巾在红痛处外敷。

二、预后

全身症状常较体温和白细胞计数更为重要。如饮食、精神如常者多预后良好;精神萎靡、多睡或烦躁不安、面色苍白者,应加警惕。

第十二章

肺　炎

肺炎是儿童的一种主要常见病,尤多见于婴幼儿,也是婴儿时期主要死亡原因。根据分析显示,肺炎仍是 5 岁以下除新生儿外儿童死亡的首要原因,引起 74 万 5 岁以下儿童死亡。肺炎也是我国 5 岁以下儿童感染性疾病死亡的第一位原因。婴幼儿时期容易发生肺炎是由于呼吸系统生理解剖上的特点,如气管、支气管管腔狭窄,纤毛运动差,肺弹力组织发育差,血管丰富,易于充血,间质发育旺盛,肺泡数少,肺含气量少,易被黏液所阻塞等。在此年龄阶段免疫系统发育不成熟,防御功能差,容易合并营养不良、贫血、佝偻病等疾病。这些因素不但使婴幼儿容易患肺炎,并且病情比较严重。1 岁以下婴儿肺炎易于扩散、融合并延及两肺。年长儿及体质较强的儿童,机体反应性逐渐成熟,局限感染能力增强,肺炎往往出现较大的病灶,如局限于一叶,则为大叶性肺炎。

目前对于肺炎的临床诊断分类,主要是依据病理形态、病原体和病程等。

多年来沿用的按病理形态分类为:大叶性肺炎、支气管肺炎、间质性肺炎、毛细支气管炎以及其他不常见的肺炎,如吸入性肺炎等。其中以支气管肺炎最为多见。

同一病原体可引起不同病理形态的病灶或不同型别的肺炎。如肺炎链球菌可引起大叶性肺炎,也可以引起支气管肺炎。支气管肺炎可由细菌或病毒引起,最常见的细菌为肺炎链球菌和流感嗜血杆菌。间质性肺炎大多由病毒引起,如腺病毒、呼吸道合胞病毒、流感病毒、副流感病毒、麻疹病毒等;但也可由细菌引起,如百日咳杆菌、流感嗜血杆菌等。在某些患儿,病毒和细菌可同时存在,也可互相继发,即所谓的混合感染。年龄越小越易发生。婴幼儿常见有病毒-细菌、病毒-病毒混合感染、年长儿多为细菌和非典型病原混合感染。现将病原体分类介绍如下。

细菌性肺炎:常见革兰阳性细菌包括肺炎链球菌、金黄色葡萄球菌等;常见革兰阴性菌包括流感嗜血杆菌、大肠埃希菌、肺炎克雷白菌和卡他莫拉菌等。其中肺炎链球菌是儿童期肺炎最常见的细菌病原体,该病原体可导致重症肺炎。肺炎链球菌和病毒的混合感染常见,使病情加重。

病毒性肺炎:病毒是婴幼儿肺炎的常见病原,病毒病原的重要性随年龄增长而下降。

非典型病原体:肺炎支原体是儿童肺炎的重要病原体之一,肺炎支原体不仅是学龄期和学龄前期儿童肺炎常见病原,在1~3岁婴幼儿亦不少见。肺炎衣原体多见于学龄期和青少年。

真菌性肺炎:多由白念珠菌、曲霉、球孢子菌、肺孢子虫等引起。

非感染因素引起的肺炎:吸入性肺炎(由于羊水、食物、异物、含硬脂酸锌的扑粉、类脂物等吸入引起)。

第一节 病因与发病机制

一、病因

主要是细菌和病毒,其次是支原体等病原体感染所致。常见细菌有:肺炎链球菌、流感嗜血菌、金黄色葡萄球菌、卡他莫拉菌、肺炎克雷白杆菌、大肠埃希菌等,主要引起支气管肺炎或大叶性肺炎。常见病毒有:呼吸道合胞病毒、腺病毒、副流感病毒、流感病毒、巨细胞包涵体病毒、麻疹病毒等,主要引起间质性肺炎。引起小儿肺炎的病原体在不同时期和地区不尽一致。发达国家小儿急性呼吸道感染的病原体80%为病毒,而发展中国家则以细菌性肺炎为主,我国尚无确切资料统计。有学者估计,小儿肺炎的病原体中,细菌、病毒和混合性感染各占1/3左右。病毒感染后,由于免疫功能、呼吸道防御屏障受到破坏,易继发细菌感染。此外,真菌和寄生虫(卡氏肺孢子虫)等肺部感染亦不容忽视。

二、发病机制

病原体多由呼吸道入侵,也可经血行入肺,引起支气管,肺泡、肺间质炎症,支气管因黏膜水肿而管腔变窄,肺泡壁因充血水肿而增厚,肺泡腔内充满炎症渗出物,影响了通气和气体交换;同时由于小儿呼吸系统的特点,当炎症进一步加重时,可使支气管管腔更加狭窄,甚至阻塞,造成通气和换气功能障碍,导致低氧血症及高碳酸血症。为代偿缺氧,患儿呼吸与心率加快,出现鼻翼扇动和三凹征,严重时可产生呼吸衰竭。由于病原体作用,重症常伴有毒血症,引起不同程度的感染中毒症状。缺氧、二氧化碳潴留及毒血症可导致循环系统、消化系统,神经系统的一系列症状以及水、电解质和酸碱平衡紊乱。

(一)循环系统

缺氧使肺小动脉反射性收缩,肺循环压力增高,形成肺动脉高压;同时病原体和毒素侵袭心肌,引起中毒性心肌炎。肺动脉高压和中毒性心肌炎均可诱发心力衰竭。重症患儿常出现微循环障碍、休克甚至弥散性血管内凝血。

(二)中枢神经系统

缺氧和高碳酸血症使脑血管扩张、血流减慢,血管通透性增加,致使颅内压增高。严重缺氧和脑供氧不足使脑细胞无氧代谢增加,造成乳酸堆积、ATP生成减少和钠钾离子泵转运功能障碍,引起脑细胞内水、钠潴留,形成脑水肿。病原体毒素作用亦可引起脑水肿。

(三)消化系统

低氧血症和毒血症可引起胃黏膜糜烂,出血、上皮细胞坏死脱落等应激性反应,导致黏膜屏障功能破坏,使胃肠功能紊乱,严重者可引起中毒性肠麻痹和消化道出血。

(四)水、电解质和酸碱平衡紊乱

重症肺炎可出现混合性酸中毒,因为严重缺氧时体内需氧代谢障碍、酸性代谢产物增加,常可引起代谢性酸中毒;而CO_2潴留增加又可导致呼吸性酸中毒。缺氧和CO_2潴留还可导致肾小动脉痉挛而引起水、钠潴留,重症者可造成稀释性低钠血症。

第二节　诊断与鉴别诊断

一、诊断

(一)实验诊断

1.血常规及CRP

细菌性肺炎白细胞计数和中性粒细胞计数常增多。病毒性肺炎白细胞计数正常或减少。细菌感染时,血清 CRP 浓度上升比较明显。

2.病原学检查

病原微生物分离和鉴定可采集血、痰、气管吸出物等进行细菌培养,可明确病原菌,但常规培养需要时间较长。取鼻咽或气管分泌物标本可作病毒分离,阳性率高,但需时亦长。

病原体特异性抗原、抗体检测:检测到某种病原体的特异抗原即可作为相应病原体感染的证据。急性期特异性 IgM 测定有早期诊断价值。急性期与恢复期双份血清特异性 IgG 有 4 倍升高,对诊断有重要意义。聚合酶链反应或特异性基因探针检测病原体 DNA 方法特异性、敏感性均强,但检查费用较高,目前难以普及。

(二)其他检查

1.血气分析

对重症肺炎有呼吸衰竭者,通过血气分析了解患儿氧合及酸碱平衡情况。

2.X 线检查

早期肺纹理增粗,后出现小斑片状阴影,以双肺下野、中内带及心膈区居多,可伴肺不张或肺气肿。斑片状阴影亦可融合成大片。并发脓胸、脓气胸、肺大疱时胸部 X 线片可见相应改变。

(三)诊断标准

根据急性起病、呼吸道症状及体征,一般临床诊断不难,必要时可做胸部 X 线检查。气管分泌物细菌培养、咽拭子病毒分离有助于病原学诊断,白细胞计数明显升高及粒细胞增多、血清 CRP 升高有助于细菌性肺炎的诊断。末梢血白细胞计数减低或正常,多属于病毒性肺炎。

二、鉴别诊断

小儿肺炎易与支气管炎、急性粟粒型肺结核、干酪性肺炎、支气管异物、毛细支气管炎等疾病相混淆。

(一)支气管炎

全身症状较轻,一般无呼吸困难及缺氧症状,肺部可闻及干啰音及中粗湿啰音,不固定,常随咳嗽或体位的改变而消失。

(二)急性粟粒型肺结核

患儿发病急骤者常伴有高热,寒战,全身不适,气促,发绀等全身中毒症状,酷似支气管炎,但肺部往往无明显体征,或有细湿啰音,散布于两肺,多在吸气末发现,X线表现也与支气管肺炎有相似之处。根据结核接触史,临床症状,结核菌素试验阳性,红细胞沉降率增快,痰或洗胃液检到结核菌及X线的追踪观察的特点即可鉴别。

(三)干酪性肺炎

这种病变大多在虚弱或抵抗力低下的患儿中产生,X线显示一个肺段以至一叶肺的大部显示致密的实变,轮廓较模糊,通常可见到较为透亮的液化区城,甚至透光的空洞,结合病史,结核菌素试验等,易与支气管肺炎鉴别。

(四)支气管异物

有异物吸入史,或有呛咳史,临床轻重不一,病程长短不等,病程迁延有继发感染者可反复发热、咳嗽,肺部可闻及湿啰音与肺炎相似,有时听诊闻及气管拍击音可有助于诊断,但确诊靠纤维支气管镜检。

(五)毛细支气管炎

与急性肺炎很相似,但本病以喘憋为主,两肺可闻广泛的哮鸣音及细湿啰音,重病患儿缺氧明显,X线仅显示两肺透光度增强,膈肌下降,呈一过性肺气肿改变,少数病儿有少许斑点状阴影。

第三节　临床表现与治疗

一、临床表现

(一)轻型肺炎症状

(1)发热:大多为驰张热或不规则发热、小婴儿大多起病迟缓,发热不高。

(2)咳嗽:开始为频繁的刺激性干咳,随之咽喉部出现痰鸣音,小婴儿咳嗽和肺部体征多不明显。

(3)呼吸表浅增快,鼻翼扇动,部分患儿口周、指甲轻度发绀。

除呼吸道症状外,患儿可伴有精神萎靡,烦躁不安,食欲不振,腹泻等全身症状。

(二)重型肺炎症状

除轻型肺炎之表现加重外,持续高热,全身中毒症状严重,且伴有其他脏器功能损害。

(1)呼吸系统症状:呼吸表浅,急促,每分钟可达 80 次以上,鼻翼扇动,有三凹征,呼气呻吟,颜面部及四肢末端明显发绀,甚至出现面色苍白或青灰,两肺可闻及密集的细湿啰音。

(2)循环系统症状:婴儿肺炎时常伴有心功能不全。

(3)神经系统症状:①烦躁、嗜睡、凝视、斜视、眼球上翻。②昏睡、惊厥、甚至昏迷。③球结膜水肿。④瞳孔对光反射迟钝或消失。⑤呼吸节律不整。⑥前囟门膨隆,有脑膜刺激征,脑脊液除压力增高外,其他均正常,称为中毒性脑病。严重者颅压更高,可出现脑疝。

(4)消化系统症状:患儿食欲下降、呕吐、腹泻、腹胀,严重者呕吐物为咖啡色或便血,肠鸣音消失,中毒性肠麻痹,以及中毒性肝炎。

(5)可出现代谢性酸中毒,呼吸性酸中毒等,也可出现混合性酸中毒。

二、治疗

(一)一般治疗

(1)室温应保持在 20 ℃左右为宜,相对湿度 55%～65%,以防呼吸道分泌物变干,不易咳出。防止交叉感染。

(2)注意营养及水分供应,小婴儿应尽量母乳喂养,若人工喂养可根据其消化功能及病情决定奶量及浓度,如有腹泻者给予脱脂奶,对幼儿或儿童宜供应清淡、易消化、富有多种维生素的饮食,恢复期病儿应给营养丰富,高热量食物。对危重病儿不能进食者,给静脉输液补充热量和水分。

(3)保持呼吸道通畅:应及时清除鼻痂,鼻腔分泌物和呼吸道痰液。改善通气功能,增加肺泡通气量,纠正缺氧,减轻 CO_2 潴留。痰多稀薄者,可以反复翻身拍背以利于痰液排出,也可口服祛痰药物氯化铵合剂。痰黏稠不易咳出者,可吸痰或用超声雾化吸入。

(二)药物治疗

1.抗生素的选择

抗生素的选择主要包括以下几个方面。

(1)肺部革兰阳性球菌感染:肺炎链球菌肺炎,青霉素仍为首选。对青霉素过敏者改用大环内酯类。

(2)肺部革兰阴性杆菌感染,一般可用氨苄西林或氨基糖苷类抗生素。铜绿假单胞菌肺炎用头孢他啶、头孢曲松等。

(3)支原体肺炎:多采用大环内酯类,<6 个月肺炎儿童,阿奇霉素疗效和安

全性尚未确立,应慎用。

(4)对于细菌不明确的肺炎,应根据病情选择广谱抗生素,联合用药(其中一种应偏重于革兰阴性菌药物)。

2.抗病毒药物的应用

干扰素,利巴韦林。

(三)氧气疗法及对症治疗

(1)氧气疗法。凡有呼吸困难、喘憋者应立即给氧。

(2)对症治疗:退热与镇静,祛痰止咳平喘。

第四节　预防与预后

一、预防

(1)家长应在家中保持通风,以确保其生活环境的干燥,由于多数细菌比较喜欢在阴暗潮湿及密闭的环境中滋长,因而应尽可能让孩子多接触阳光的照射,以达到杀菌的目的。尤其注意不要在孩子面前吸烟,以免二手烟加重其病情。同时家属还应注意外界的温差变化,及时给患儿增减衣物,以免着凉。引导患儿多喝水,增强其代谢能力。

(2)患儿在对抗疾病的进程中,其身体能量消耗过大。因而,平时可以合理搭配日常饮食,增加营养,让孩子多吃瘦肉、蛋类和奶类食物,也可以多吃黄豆或者是各种坚果,这些食物当中都含有丰富的蛋白质,有益于蛋白质的补充。除此之外,还要让孩子多吃各种新鲜的蔬菜和水果,丰富食品的种类,为身体补充必要的维生素和钙,这对于预防肺炎来说是很有帮助的。应及时对其进行营养物质的补充,但应以清淡饮食为原则,严禁食用鱼肉等油腻刺激性食物;而年龄相对较小的患儿,可考虑为其蒸鸡蛋糕类食物,以便于吸收消化。

(3)家长可使用拍打的方式促使患儿进行排痰,以免吸入肺部;若孩子的体温不太高,则可使用物理方式降温,如洗温水澡及擦拭身体等,以免药物使用过多而影响孩子的健康。针对已难以控制的体温,则应及时就医,以免其他并发症的出现。

(4)严禁带患儿去人多且较为密集的场所,以免病情加重,可适当引导患儿进行适当的体育运动,以增强其抗病能力,实现疾病的有效预防。

(5)适当的体育锻炼,增加身体抵抗力,家长需要让孩子学习体育锻炼,天气好的时候可以适当户外运动,一来可以锻炼身体,二来可以接受阳光,并呼吸新鲜的空气,这有助于孩子体质的增强和免疫力的提高。只要身体的免疫力强,病毒和细菌的入侵能力就会降低,就不会那么容易患上肺炎,注意保暖和充足休息,也是十分重要的。

(6)很多疾病都可以通过接种疫苗来预防,肺炎疫苗和流感疫苗等都有助于预防肺炎,家长可以尽早地带孩子去预防接种门诊去接种,减少出现肺炎重症和并发症的概率,及时完成免疫程序。

二、预后

小儿肺炎预后受多种因素影响。年长儿患肺炎并发症较少,预后好。在营养不良、佝偻病、先天性心脏病、结核病、麻疹、百日咳的基础上并发肺炎,则预后较差。病原体方面,肺炎双球菌对青霉素敏感,此类型肺炎预后良好;而金黄色葡萄球菌肺炎并发症多,病程迁延,预后较差。腺病毒性肺炎病情较重,病死率也较高。支原体肺炎病情轻重不一,自然病程虽较长,但多能自然痊愈。重症肺炎预后亦较差。

第十三章

病毒性心肌炎

病毒性心肌炎是由多种病毒侵犯心脏，引起局灶性或弥漫性心肌间质炎性渗出和心肌纤维变性、坏死或溶解的疾病，有的可伴有心包或心内膜炎症改变。可导致心肌损伤、心功能障碍、心律失常和周身症状。可发生于任何年龄，近年来发生率有增多的趋势，是儿科常见的心脏疾病之一。临床上病情轻重悬殊，病程长短不等，预后大多良好。但少数可发生严重心律失常、心力衰竭、心源性休克，甚至猝死；也可病程迁延不愈，心脏肥大，遗有心肌永久性损害，并由于免疫反应逐渐发展为心肌病。

第一节　病因与发病机制

一、病因

(一)病毒

现有资料表明，能引起病毒性心肌炎的病毒有 20 余种(表 13-1)，其中以肠道病毒最为常见。近年来，由于细胞毒性药物的应用，致命性巨细胞病毒渐增多，丙肝病毒不但可引起急性病毒性心肌炎，亦可引起慢性病毒性心肌炎。除以上病毒外，还有猪的细小病毒等某些无致病作用的病毒基因突变均可引起病毒性心肌炎。

美国心脏病学会发表了一项公报称，发现数种腺病毒均可引起儿童左心室功能障碍，因此，建议对有流感症状的儿童，伴有明显乏力、气短时，应注意腺病毒引起病毒性心肌炎的可能。国内也有腺病毒引起病毒性心肌炎的证据。

表 13-1 引发小儿病毒性心肌炎病毒的分类

分类	病毒
RNA病毒	柯萨奇病毒、埃可病毒、脊髓灰质炎病毒
	鼻病毒
	流感病毒 A、B
	腮腺病毒、麻疹病毒、副流感病毒、呼吸道合胞病毒
	出血热病毒、风疹病毒、登革病毒
	狂犬病毒
	脑膜炎病毒
DNA病毒	腺病毒
	单纯疱疹病毒 1、2 型,巨细胞病毒
	牛痘病毒、天花病毒
未分类病毒	肝炎病毒

(二)条件因子

患病毒感染的机会很多,而多数不发生心肌炎,在一定条件下才发病。例如当机体由于继发细菌感染(特别是链球菌感染)、发热、缺氧、营养不良、接受类固醇或放射治疗等,而抵抗力低下时,可诱发发病。

二、发病机制

病毒性心肌炎的发病原理至今未完全了解,目前提出几种学说如下。

(一)病毒学说

一般认为在疾病早期,病毒可经由血流直接侵入心肌,并在心肌细胞内复制,致使心肌细胞发生代谢紊乱与营养障碍,而引起心肌细胞的溶解、坏死、水肿及血管内皮细胞肿胀与间质炎症反应。因从心肌炎患儿的心肌组织中直接分离出病毒、电镜检查发现病毒颗粒,或应用荧光抗体染色技术证实特异性病毒抗原。

(二)免疫学说

疾病的后期,病毒多不活动,而由病毒或受损心肌作为抗原,诱发体液及细胞免疫反应。此时病毒感染的全身症状基本消退,病毒分离已转阴性,才出现心脏受累的征象,符合变态反应性疾病的规律。在患儿血中可测到抗心肌抗体的增加,部分患儿表现为慢性心肌炎,符合自身免疫反应。这类病例的尸体解剖中常可在心肌内发现免疫球蛋白(IgG)及补体(β1C)的沉淀等,以上现象说明本病的发病机制有变态反应或自身免疫反应参与。

(三)生化机制

正常心肌代谢可产生高活性物质,即所谓活性氧,如过氧化氢等。而正常心肌组织含有许多抗氧化物质:如超氧化物歧化酶、过氧化氢酶、谷胱甘肽过氧化酶,过氧化酶及维生素 C、维生素 E 和硒等,可以清除或协助清除活性氧,以保持活性氧的生成和清除的动态平衡,使心肌细胞免受活性氧损害和维持正常生理功能。当机体感染病毒或细菌时,中性粒细胞在吞噬微生物时耗量增加,发生"呼吸大爆发"产生大量超氧阴离子自由基。当心肌缺血、缺氧时,能量代谢障碍,ATP 降解为次黄嘌呤,并在组织中堆积,同时黄嘌呤脱氢酶转化黄嘌呤氧化酶,催化次黄嘌呤和黄嘌呤代谢,产生氧自由基,同时免疫反应过程中产生的抗体复合物、补体等可促进吞噬细胞产生超氧阴离自由基等,因此可能导致细胞内活性氧增多,引起心肌细胞核酸断裂、多糖聚解、不饱和脂肪酸过氧化而损伤心肌。以上是自由基对心肌炎细胞损害作用的生化机制推测。最近研究发现病毒性心肌炎患儿急性期红细胞超氧化物歧化酶降低,血中超氧化物歧化酶增高。而恢复期前者升高,后者降低,使用抗氧化剂治疗有一定效果。

第二节　诊断与鉴别诊断

一、诊断

(一)实验诊断

1.血清酶测定

肌酸激酶及肌酸激酶同工酶、血清乳酸脱氢酶及其同工酶 1、2 等、谷草转氨酶在病程早期可增高。超氧化物歧化酶急性期降低。

2.肌钙蛋白 T、肌钙蛋白 I

肌钙蛋白 T 和肌钙蛋白 I 是近年来发展起来的一种新的诊断心肌缺血、坏死的高敏感、高特异、并且诊断窗口期长的心肌损伤标记物,其对心肌损伤的敏感性、特异性均优于肌酸激酶、肌酸激酶同工酶。

3.病毒分离

从心包、心肌或心内膜分离到病毒,或用免疫荧光抗体检查找到心肌中有特异的病毒抗原,电镜检查心肌发现有病毒颗粒,可以确定诊断;粪便、血液、心包液中分离出病毒,同时结合恢复期血清中同型病毒中和抗体滴度较第 1 份血清升高或下降 4 倍以上,则有助于病原诊断。

4.抗体测定与病毒核酸检测

病毒特异性抗体,补体结合抗体的测定以及用分子杂交法或聚合酶链反应检测心肌细胞内的病毒核酸也有助于病原诊断。部分病毒性心肌炎患儿可有抗心肌抗体出现,一般于短期内恢复,如持续提高,表示心肌炎病变处于活动期。

(二)其他检查

1.心电图检查

心电图在急性期有多变与易变的特点,对可疑病例应反复检查,以助诊断。其主要变化为 ST-T 改变,各种心律失常和传导阻滞。

(1)ST-T 及 QRS 波的改变:ST 段下降(心包积液时可见抬高),T 波低平、双向或倒置。可有低电压,Q-T 间期延长。大片心肌坏死时有宽大的 Q 波,类似心肌梗死。

(2)心律失常:除窦性心动过速、实性心动过缓外,可见各种期前收缩(房性、室性、结性)其中以室性期前收缩多见。室上性或室性心动过速、心房扑动或颤动,心室颤动也可见。

(3)传导阻滞:窦房、房室或室内传导阻滞颇为常见,其中以一至二度房室传导阻滞最多见。恢复期以各种类型的期前收缩为多见。少数慢性期患儿可有房室肥厚的改变。

2.X 线检查

心影正常或不同程度的增大,多数为轻度增大。若反复迁延不愈或合并心力衰竭,心脏扩大明显。后者可见心搏动减弱,伴肺瘀血、肺水肿或胸腔少量积液。有心包炎时,有积液征。

3.超声心动图

超声心动图检查对暴发性心肌炎和急性心肌炎的诊断及预后具有诊断及鉴别诊断的意义。有学者观察暴发性心肌炎 11 例和急性心肌炎 43 例就诊时均有左心室功能的损害,暴发性心肌炎左心室内径大多正常,但室间隔厚度增大;急性心肌炎的左心室壁厚度增大,但室间隔厚度不变。6 个月后再比较发现,暴发性心肌炎短轴缩短率有明显改变,而急性心肌炎却无改变。因此认为,通过超声心动图检查可区别急性或暴发性心肌炎,同时对判断预后也有一定的意义。

4.心内膜心肌活检

心导管法心内膜心肌活检(endomyocardial biopsy,EMB),在成人患儿中早已开展,小儿患儿仅是近年才有报道,为心肌炎诊断提供了病理学依据。据报道:①原因不明的心律失常、充血性心力衰竭患儿,经 EMB 证明约 40% 为心肌炎;②临床表现和组织学相关性较差,原因是 EMB 取材很小且局限以及取材时不一定是最佳机会;③EMB 本身可导致心肌细胞收缩,而出现一些病理性伪迹。因此对于 EMB 活检病理无心肌炎表现者不一定代表心脏无心肌炎,此时临床医师不能忽视临床诊断。此项检查一般医院尚难开展,不作为常规检查项目。

(三)诊断标准

根据中华医学会儿科学分会心血管学组修订后的小儿病毒性心肌炎诊断标准。

1.临床诊断依据

(1)心功能不全、心源性休克或心脑综合征。

(2)心脏扩大(X 线、超声心动图检查具有表现之一。

(3)心电图改变:以 R 波为主的 2 个或 2 个以上主要导联(Ⅰ、Ⅱ、AVF、V5)的 ST-T 改变持续 4 天以上伴动态变化,窦房传导阻滞、房室传导阻滞,完全性右或左束支阻滞,成联律、多形、多源、成对或并行性期前收缩,非房室结及房室折返引起的异位性心动过速,低电压(新生儿除外)及异常 Q 波。

(4)肌酸激酶同工酶升高或心肌肌钙蛋白阳性。

2.病原学诊断标准

(1)确诊指标:自患儿心内膜、心肌、心包(活检、病理)或心包穿刺液检查,发现以下之一者可确诊心肌炎由病毒引起。①分离到病毒;②用病毒核酸探针查到病毒核酸;③特异性病毒抗体阳性。

(2)参考依据:有以下之一者结合临床表现可考虑心肌炎系病毒引起。①自患儿粪便、咽拭子或血液中分离到病毒,且恢复期血清同型抗体滴度较第一份血清升高或降低 4 倍以上;②病毒早期患儿血中特异性 IgM 抗体阳性;③用病毒核酸探针自患儿血中查到病毒核酸。

3.确诊依据

(1)具备临床诊断依据 2 项,可诊断为病毒性心肌炎。发病同时或病发前 1~3 周有病毒感染的证据支持诊断者。

(2)同时具备病原学确诊依据之一,可确诊为病毒性心肌炎,具备病原学参考证据之一,可临床诊断为病毒性心肌炎。

(3)凡不具备诊断依据,应给予必要的治疗或确诊,根据病情变化,确诊或除外心肌炎。

(4)应除外风湿性心肌炎、中毒性心肌炎、先天性心脏病、结缔组织病以及代谢性疾病的心肌损害、甲状腺功能亢进症、原发性心脏病、原发性心内膜弹力纤维增生症、先天性房室传导阻滞、心脏自主神经功能异常、β受体功能亢进症及药物引起的心电图改变。

二、鉴别诊断

(一)风湿性心肌炎

多见于5岁以后的学龄前和学龄期儿童,有前驱感染史,除心肌损害外,病变常累及心包和心内膜,临床有发热、大关节肿痛、环形红斑和皮下小结,体检心脏增大,窦性心动过速,心尖二尖瓣区可听到收缩期反流性杂音,偶可听到心包摩擦音。ASO增高,咽拭子培养A族链球菌生长,红细胞沉降率增快,心电图可出现一度房室传导阻滞。

(二)β受体功能亢进症

β-肾上腺素能受体的反应性增高所引起的交感神经活动亢进的一系列临床表现及心电图非特异性ST-T改变。多见于6～14岁学龄女童,疾病的发作和加重常与情绪变化(如生气)和精神紧张(如考试前)有关,症状多样性,但都类似于交感神经兴奋性增高的表现。体检心音增强,心电图有T波低平倒置和S-T改变,普萘洛尔试验阳性。

(三)先天性房室传导阻滞

多为三度房室传导阻滞,患儿病史中可有晕厥和阿-斯综合征发作,但多数患儿耐受性好,一般无胸闷、心悸、面色苍白等。心电图提示三度房室传导阻滞,QRS波窄,房室传导阻滞无动态变化。出生史及既往史有助诊断。

(四)自身免疫性疾病

多见全身型幼年型类风湿关节炎和SLE。全身性幼年型类风湿关节炎主要临床特点为发热、关节疼痛、淋巴结、肝、脾大、充血性皮疹、红细胞沉降率增快、CRP增高、白细胞计数增多、贫血及相关脏器的损害。累及心脏可有心肌酶谱增高,心电图异常。对抗生素治疗无效而对激素和阿司匹林等药物治疗有效。SLE多见于学龄女童,可有发热、皮疹,血白细胞、红细胞和血小板计数减低,血中可查找到狼疮细胞,抗核抗体阳性。

(五)KD

多见于2～5岁幼儿,发热,眼球结膜充血,口腔黏膜弥散性充血,口唇皲裂,杨梅舌,浅表淋巴结肿大,四肢末端硬性水肿,超声心动图冠状动脉多有病变。需要注意的是,重症KD并发冠状动脉损害严重时,可出现冠状动脉栓塞、心肌缺血,此时心电图可出现异常 Q 波,此时应根据临床病情和超声心动图进行鉴别诊断。

第三节　临床表现与治疗

一、临床表现

心肌炎的临床表现轻重悬殊,轻者可无症状,极重者则暴发心源性休克或急性充血性心力衰竭,于数小时或数天内死亡或猝死。心肌炎症状可发生在病毒感染的急性期或恢复期。如发生在急性期,则心肌炎的症状常为全身症状所掩盖。

典型症状与体征:在心脏症状出现前数天或 2 周内有呼吸道或肠道感染,可伴有中度发热、咽疼、腹泻、皮疹等症状,继之出现心脏症状。主要症状有疲乏无力、食欲不振、恶心、呕吐、呼吸困难、面色苍白、发热、年长儿可诉心前区不适、心悸、头晕、腹痛、肌痛。检查多有心尖部第一心音低钝,可有奔马律,心率过速或过缓,或有心律失常,因合并心包炎可听到心包摩擦音,心界正常或扩大,血压下降,脉压低。

(一)根据病情分型

1.轻型

可无症状或仅有一过性心电图 ST-T 的改变,或表现为精神差、无力、食欲不振,第一心音减弱,或有奔马律、心动过速,心界大都正常,病情较轻,经治疗于数天或数周内痊愈,或呈亚临床经过。

2.中型

除以上症状外,多有充血性心力衰竭,起病多较急,患儿拒食、面色苍白、呕吐、呼吸困难、干咳。儿童可诉心前区疼痛、头晕、心悸,可有急性腹痛及肌痛、呼吸困难、端坐呼吸、烦躁不安、面色发绀、心界扩大、心音低钝,有奔马律或心律失常。双肺出现啰音,肝大有压痛,而水肿往往不显著,可并发神经系统及肾脏损伤。如及时治疗,多数病例经数月或数年后可获痊愈,部分患儿于急性期死于急性充血性心力衰竭,或迁延未愈,遗留心肌损害。

3.重型

可暴发心源性休克,患儿烦躁不安、呼吸困难、面色苍白、末梢青紫、皮肤冷湿、多汗、脉搏细弱、血压下降或不能测出、心动过速、有奔马律;部分患儿以严重腹痛或肌痛发病,病情进展快,如抢救不及时,可于数小时或数天内死亡。重型病例也有以急性或慢性充血性心力衰竭起病,症状如中型病例,部分患儿因急性心力衰竭急迫发展未能控制而死亡;少数病例从急性转为慢性,因感染或过劳,心力衰竭反复发生,迁延数年,心脏明显增大、呼吸困难、肝大、水肿明显,心力衰竭失控制而死亡。慢性发作者常并发栓塞现象,或心律失常。脑栓塞者有偏瘫、失语;肾栓塞有血尿等症状。少数病例发生心肌梗死;并发严重心律失常者如完全性房室传导阻滞、室性心动过速、心室纤颤等则可致猝死。新生儿时期柯萨奇B组病毒感染引起的心肌炎,常同时出现其他器官的炎症如脑膜炎、胰腺炎、肝炎等,一般在患儿生后 10 天内发病,起病突然,出现拒食、呕吐、腹泻及嗜睡,有明显的呼吸困难和心动过速,迅速发生急性心力衰竭。

(二)按起病情况、临床经过和转归分类

1.无症状型

临床无明显症状,多数心电图可无明显改变,但心肌酶谱检查,尤其是血清肌钙蛋白检查可发现心肌损害的证据;分子生物学技术也可找到病毒侵害心肌的依据。该型患儿中少数可因治疗不及时,病情迁延,形成慢性病毒性心肌炎,甚至发展为扩张型心肌病。

2.心律失常型

临床较多见,以心律失常为主要表现,最常表现为期前收缩,其中以室性最为多见,还可见阵发性心房扑动、心房颤动等。而 ST-T 改变、低电压、QT 延长、各种传导阻滞等也是该型常见的心电图改变。临床无明显心脏扩大及心功能不全。

3.心脏扩大及心力衰竭型

临床有不同程度的心脏扩大,部分有心力衰竭表现,以左心衰竭为主,可伴有心电图的改变。

4.暴发型

此型起病急骤、病情凶猛,预后不良,病死率高。早期即出现严重心律失常,如高度或完全房室传导阻滞,或反复阵发性短阵室性心动过速,甚至心室颤动。常引起晕厥。某些患儿早期即可出现循环衰竭表现,如血压下降、休克;或严重左心衰竭;或有广泛的心肌坏死,心电图类似急性心肌梗死改变。多在几天或 1～2 周内死亡。

5.猝死型

临床少见,可因突然心室颤动等引起心搏骤停。

二、治疗

病毒性心肌炎目前尚无有效治疗方法。一般多采取综合性治疗措施。

(一)一般治疗

(1)休息:一旦确诊心肌炎,均建议避免体育活动至少 6 个月。急性期尽量卧床休息以减轻心脏负担及减少耗氧量。心脏扩大及并发心力衰竭者应延长卧床休息时间至少 3 个月,病情好转、心脏缩小后可逐步开始活动。

(2)镇静及镇痛处理:患儿烦躁不安、心前区痛、腹痛及肌痛,必须及时对症处理,可用解痛镇静剂。

(二)药物治疗

1.免疫抑制剂

目前认为自身免疫机制在心肌炎发病过程中起着重要作用,很久之前就开始用免疫抑制剂治疗心肌炎的探索,主要包括单用糖皮质激素和/或硫唑嘌呤联合应用,治疗效果仍有争论。免疫抑制剂主要用于重症病例,即急性心力衰竭、心源性休克和严重心律失常(完全性房室传导阻滞、室性心动过速、心室颤动)患儿。糖皮质激素可选用泼尼松,开始用量为 2 mg/(kg·d),分 3 次口服,持续 1~2 周后逐渐减量,至 8 周左右减至 0.3mg/(kg·d),并维持此量至 16~20 周,然后逐渐减量至 24 周停药。根据患儿具体情况,疗程可相应缩短或延长。危重病例可采用冲击疗法,用甲泼尼龙 10 mg/kg,连续用 3 天,然后逐渐减量或改为口服,减量方法及疗程同上。硫唑嘌呤 2 mg/(kg·d),分 2 次服用,疗程同糖皮质激素,同时应监测血常规。

然而,近年的循证医学证据并不支持单用糖皮质激素治疗病毒性心肌炎,仅建议心肌炎为全身免疫性炎症的心脏表现时使用。最近一项关于糖皮质激素治疗儿童心肌炎的分析表明以左室功能、死亡率/心脏移植率为临床观察结局时,糖皮质激素疗效并不优于对照组。使用免疫抑制剂应密切观察不良反应,并注意预防和治疗继发感染。

2.免疫球蛋白

持久的自身免疫是造成心肌严重病理改变的主要机制。免疫球蛋白是一种免疫调节剂,目前认为对小儿重症急性心肌炎具有改善病情的效果。免疫球蛋白治疗对心肌炎的作用可能与以下机制有关:①提供特异病毒抗体或抗毒素,清除心肌病毒感染和损伤。②调节免疫反应,阻断自身免疫过程,减轻心肌炎性病变,并下调细胞因子,从而减弱其负性肌力作用。③降低神经内分泌活性,改善细胞外基质,有利于稳定心肌细胞结构。免疫球蛋白可选用于重症急性心肌炎病例,用法为免疫球蛋白 2 g/kg,单剂 24 小时静脉注射。静脉输入大剂量免疫球蛋白,增加心室前负荷,可促使心力衰竭加重,故必须缓慢输入。治疗中应密切观察心力衰竭症状是否恶化,以及有无变态反应。

(三)对症治疗

急性心肌炎并发完全性房室传导阻滞通常伴发晕厥、阿-斯综合征应及时安装临时起搏器过渡,多数病例于 1 周内可望恢复正常房室传导。心力衰竭可呈急性发病,正性肌力药宜选用静脉输入米力农、多巴胺和/或多巴酚丁胺,给予利尿剂,静脉输入血管扩张药及血管紧张素转化酶抑制剂等。极重病例,尤其是暴发性心肌炎,可采取体外膜氧合器或心室辅助装置作为过渡。慢性期可表现为扩张型心肌病,按慢性心力衰竭管理,常根据病情选用血管紧张素转化酶抑制剂、醛固酮受体拮抗剂及 β 受体阻滞剂。

(四)抗病毒治疗

利巴韦林、干扰素曾用于儿童病毒性心肌炎的治疗,但研究有限,目前并无明确证据表明抗病毒治疗可令患儿获益,可能由于病毒感染期症状隐匿,诊断心肌炎时往往已进入免疫损伤为主的时期。

(五)其他治疗

辅酶 Q10 有保护心肌作用,口服 1 mg/(kg·d),分 2 次,连用 3 个月以上。维生素 C 有消除氧自由基的作用,100～200 mg/(kg·d),加入葡萄糖液静脉注射,3～4 周为 1 疗程。果糖-1,6-双磷酸可改善心肌代谢、减轻心肌细胞钙负荷并清除自由基,口服:<1 岁者,一次 0.5 g(5 mL),一天 2 次;>1 岁者,一次 1～2 g(10～20 mL),一天 2～3 次,或静脉注射,一天 70～160 mg/kg,或选用磷酸肌酸钠静脉滴注,一次 0.5～1 g,一天 1～2 次,在 30～45 分钟内静脉滴注。肉碱缺乏者,可选用左卡尼汀口服,儿童起始剂量为 50 mg/kg,根据需要和耐受性缓慢加大剂量,通常剂量为 50～100 mg/kg,最大剂量不超过 3 g/d。

第四节　预防与预后

一、预防

(1)平日应加强锻炼,增强体质,对各种病毒感染进行预防注射,并减少受冷、发热等不良因素。

（2）在治疗过程中要预防反复感冒。新生儿期的预防需防止孕妇病毒感染，并做好产院婴儿室和母婴室的消毒隔离工作。

（3）出院后1年内心血管门诊定期复诊，按时服药。

（4）出现以下紧急情况需及时返院或到当地医院治疗：出现气促、面色苍白、呼吸困难、胸闷、胸痛，伴心悸、气短，出现心律失常、低血压。

（5）保证足够的蛋白质，食用营养丰富、易于消化的食物。

（6）活动：急性期应卧床休息，一般3～4周，如心脏增大及心力衰竭者应休息3～6个月，随后逐渐恢复正常活动。

（7）治疗有效时临床症状消失，心功能正常，血清心肌酶谱、心肌肌钙蛋白正常，心电图及X线检查正常，轻症者随访1年仍正常者为基本治愈，重症者病情可迁延数年。

二、预后

多数患儿预后良好，经数周、数月甚至迁延数年渐痊愈。少数暴发起病，因心源性休克、急性心力衰竭或严重心律失常于数小时或数天内死亡。个别病例因严重心律失常猝死。部分患儿病程迁延，其中有的仅有超声心动图或心电图改变，并无临床症状，有的遗留不同程度的左室功能障碍，然而少数病例则因心力衰竭迁延不愈，导致死亡。文献报道经组织学确诊的急性重症心肌炎514例患儿的病程及预后，随访5年发现需使用体外膜氧合器或心室辅助装置支持、使用血管活性药物（如米力农、多巴胺及多巴酚丁胺）是死亡及心脏移植的独立危险因素。一项纳入965例急性心肌炎患儿的随访研究发现，急性期死亡率为6.8%，室性心律失常、缓慢性心律失常及学龄期（6～14岁）将增加应用体外膜氧合器的风险。除上述因素外，暴发性病程、胃肠道症状起病也可能增加如急性期死亡的风险。

儿童病毒性心肌炎的远期预后报道较少。在一项组织学证实的35例急性心肌炎患儿随访研究中，13年无移植生存率为97%，79%的存活者左室功能正常。心肌炎患儿仅少数可遗留左室功能障碍，这部分患儿可能发展为扩张型心肌病，有报道约10%的儿童扩张型心肌病是由组织学证实的心肌炎发展而来。

第十四章

腹　泻　病

腹泻病是一组多病原、多因素引起的消化道疾病,为世界性公共卫生问题。WHO把腹泻病的控制列为全球性战略。

我国对腹泻病的研究与控制已取得重大进展,包括:①进行了大面积的流行病学调查,基本查清了我国儿童腹泻病的发病规律。②通过全年大样本的监测,基本查清了我国儿童腹泻病的主要病原。③已研究出儿童腹泻病的危险因素通过控制危险因素总结出一些有效的预防方法。④制定了全国统一的《中国腹泻病诊断治疗方案》。⑤国家卫生健康委及多数省市有了腹泻病控制规划。

第一节　病因与发病机制

一、病因

(一)感染性因素

1.肠道内感染

可由病毒、细菌、真菌、寄生虫引起,前2种多见,尤其是病毒。

(1)病毒感染:病毒侵入肠道后,会在小肠绒毛顶端的柱状上皮细胞上进行复制,使柱状上皮细胞发生空泡变性和坏死,其微绒毛发生肿胀,变得不规则和变短,这些受累的肠黏膜上皮细胞发生脱落,陷窝上皮迅速增生,自陷窝向外发展,覆盖小肠腔表面,这些陷窝上皮不能很快分化,无消化吸收功能,使小肠黏膜吸收水分和电解质的能力受到损害,肠液在肠腔里大量积聚而引起腹泻。同时,发生病变的肠黏膜细胞分泌双糖酶不足,使食物中糖类消化不好而积滞在肠内,并被细菌分解成小分子的短链有机酸,使肠液的渗透压增高,微绒毛上皮细胞中钠转运功能障碍,两者均造成水和电解质的进一步丧失。小儿秋冬季腹泻以病毒感染多见,其中以轮状病毒为主要病原,其次有诺如病毒、星状病毒、柯萨奇病毒、埃可病毒、冠状病毒等。

(2)细菌感染。①肠毒素性肠炎:各种产毒素的细菌可引起分泌性腹泻,如霍乱弧菌、空肠弯曲菌、产毒性大肠埃希菌、金黄色葡萄球菌等。病原体侵入肠道后,先黏附在肠上皮细胞刷状缘,并在其表面定居、繁殖,然后在肠腔中释放毒素,一种为不耐热肠毒素,抑制小肠绒毛上皮细胞吸收钠、氯和水,并促进肠腺分泌氯;另一种为耐热肠毒素,使肠上皮细胞减少钠、氯和水的吸收,促进氯分泌。两者均使小肠液总量增多,超过结肠的吸收限度而发生腹泻,排出大量的无脓血的水样便,可导致患儿水、电解质紊乱。②侵袭性肠炎:各种侵袭性细菌感染可引起渗出性腹泻,如志贺菌属、沙门菌、侵袭性大肠埃希菌等可直接侵袭小肠或结肠肠壁,穿入上皮细胞内,使细胞蛋白溶解并在其中生长繁殖,使黏膜充血、水肿、炎症细胞浸润引起渗出和溃疡等病变。患儿排出含有大量白细胞和红细胞的菌痢样粪便;结肠由于炎症而不能充分吸收来自小肠的液体,故也可同时发生水泻。

(3)真菌:致腹泻的真菌有念珠菌、曲霉、毛霉等。婴儿以白念珠菌多见。白念珠菌是肠道正常菌群之一,长期使用广谱抗生素或肾上腺皮质激素,真菌可大量繁殖,进而引起肠炎。

(4)寄生虫:常见为蓝氏贾第鞭毛虫、阿米巴原虫和隐孢子虫等。尤其是肠阿米巴痢疾,常常导致病程迁延。

2.肠道外感染

常见于上呼吸道感染、支气管肺炎、中耳炎等,随着原发病的好转腹泻症状逐渐消失。

3.使用抗生素

引起的腹泻常表现为慢性、迁延性腹泻。由于长期使用广谱抗生素,一方面使肠道有害菌、耐药金黄色葡萄球菌、难辨梭状芽胞杆菌、铜绿假单胞菌等大量繁殖,另一方面使双歧杆菌等有益菌减少,微生态失衡而出现腹泻,大便的性状与细菌侵袭的部位有关,病情可轻可重,称为抗生素相关性腹泻。常见金黄色葡萄球菌、难辨梭状芽胞杆菌、白念珠菌感染所致。

(二)非感染性因素

1.喂养不当

常见于人工喂养患儿,辅食添加过早,特别是含高果糖或山梨醇的果汁,可产生高渗性腹泻。

2.过敏性腹泻

对牛奶过敏者多见。婴幼儿食物变态反应涉及Ⅰ、Ⅲ及Ⅳ型变态反应。

3.原发性或继发性双糖酶缺乏或活性降低

肠道对糖的消化吸收不良,糖类被细菌分解产生的短链有机酸使肠腔内渗透压增高,并协同腐败性毒性产物刺激肠壁,使肠蠕动增加导致腹泻、脱水和电解质紊乱。

4.气候因素

气候突变、腹部受凉使肠蠕动增加;天气过热消化液分泌减少或由于口渴饮奶过多等都可能诱发消化功能紊乱致腹泻。

5.免疫因素

炎症性肠病为消化系统的自身免疫性疾病,现有观点认为启动并维持炎症性肠病病理过程的因素有:基因易感性、免疫紊乱、屏障功能障碍以及肠道菌群的作用。对于慢性腹泻病因不明者,宜尽早做艾滋病初筛试验以免漏诊或误诊。

6.神经因素

胃肠功能的神经调节主要依赖3个系统:中枢神经系统、自主神经系统和肠道神经系统。越来越多的人认为神经调节功能紊乱可以引起胃肠道疾病,出现慢性腹泻症状等。

7.营养因素

非母乳喂养的婴幼儿容易出现营养不良,患儿营养物质吸收少,免疫功能低下,会继发肠道黏膜发育异常,影响肠道黏膜的修复导致腹泻迁延不愈。

8.锌缺乏

锌缺乏可影响肠道免疫系统及小肠刷状缘酶的活性,机体易感因毒素和病原激活腺苷酸及鸟苷肽环化酶激活酸环化酶引起分泌性腹泻。

9.其他

甲状腺功能亢进、慢性肾上腺皮质功能不全、先天性肾上腺皮质增生症、甲状旁腺功能减低症和低钙血症、糖尿病、肿瘤性疾病等均可引起腹泻。

第二节 诊断与鉴别诊断

一、诊断

(一)实验诊断

1.大便常规

(1)侵袭性细菌所致感染者大便为黄稀黏液便,黏液血丝便或脓血便,显微镜下可见红细胞、白细胞及脓细胞。

(2)病毒性腹泻及产毒性大肠埃希菌性肠炎大便为黄稀水样便,无黏液及脓血,显微镜下无红白细胞,或少许白细胞。

(3)食饵性腹泻大便为黄色糊状大便,有不消化奶块或食物,镜下见较多脂肪滴。

(4)大便外观检查:正常小儿粪便性状因年龄而异、婴儿粪便呈淡黄色、黄色或金黄色,成形、膏状或糊状。异常粪便之颜色、粪质、附带物(如脓、血、黏液,泡沫)和气味(腥、恶臭、酸臭)均有变化。

2.血清电解质(血钠、钾、氯、钙、镁)及肾功能

有脱水及电解质紊乱者应检测。血钠可协助判断脱水的性质。

3.血浆渗透压

有条件的单位应进行,判断脱水的性质。

4.血气分析

中度脱水以上应进行。

5.大便涂片

可查找寄生虫、霍乱弧菌、真菌菌丝及孢子。

6.大便病毒学检查

疑为病毒感染者需进行检测,如大便轮状病毒抗原检测。

7.大便培养及药敏试验

疑为细菌感染者需进行。

8.大便还原糖试验

了解有无乳糖不耐受。

(二)其他检查

1.钡餐透视检查

钡餐透视检查结肠、胃、小肠,对腹泻的诊断有一定意义,有助于溃疡性结肠炎和克罗恩病诊断。

2.胃肠镜检查

小儿内镜检查,目前普通在全国开展,主要有小儿电子胃镜、小儿电子肠镜等,对克罗恩病、溃疡性结肠炎有诊断意义,并可用于其分泌物涂片检查及黏膜活检行病理检查或涂片找虫卵等。

3.腹部平片

可见肠管扩张,或并发不同程度不完全肠梗阻。腹部 B 超可排除继发性肠套叠等并发症。

(三)诊断标准

(1)必备条件:大便性状有改变,呈稀便,水样便,黏液便或脓血便。

(2)辅助条件:大便次数比平时增多,每天≥3 次。第一条必须具备,第二条辅助条件,只要大便性质异常,每天 1 次也算;如果大便性质是正常的,即便每天大便 3 次以上也不算。

二、鉴别诊断

(一)生理性腹泻

小儿外观虚胖,生后不久大便次数即较多、稀薄、呈金黄色,但不伴呕吐,体重增加正常。

(二)急性坏死性小肠炎

感染是发病的重要因素。腹泻、腹胀、便血、高热及呕吐五大症状。大便初为水样便,继而转暗红色,果酱样或血便,腹胀多较严重,可早期出现休克,甚至昏迷、惊厥。

第三节　临床表现与治疗

一、临床表现

(一)轻型

起病可缓可急,大便次数增多(3～10 次/天),稀薄或带水,呈黄色或黄绿色。无全身中毒症状,无脱水、电解质紊乱及酸碱平衡失调,精神好,数天痊愈。

(二)重型

多由肠道内感染引起。常急性起病,也可由轻型逐渐加重、转变而来,除有较重的胃肠道症状外,还有较明显的脱水、电解质紊乱和全身中毒症状,如发热、精神烦躁或萎靡、嗜睡,甚至昏迷、休克。

1.胃肠道症状

常有呕吐,严重者可呕吐咖啡色液体,食欲低下,腹泻频繁,大便每天 10 次至数十次,多为黄色水样或蛋花样便,含有少量黏液,少数患儿也可有少量血便。

2.水、电解质紊乱

腹泻和反复呕吐,使水、电解质大量从消化道丢失,继而发生水、电解质紊乱,产生一系列的脱水及酸中毒症状。

3.脱水

由于吐泻丢失液体多和摄入量不足,使液体总量尤其是细胞外液量减少,导致不同程度脱水,根据丢失的水分和电解质的比例不同,分为等渗、低渗或高渗性脱水。

4.低钾血症

多见于急性腹泻脱水部分纠正后,或慢性腹泻和营养不良伴腹泻者。临床表现为精神萎靡、肌张力降低、腹胀、肠鸣音减弱、心音低钝;心电图示 T 波增宽、低平、倒置、可出现 U 波。

5.代谢性酸中毒

一般与脱水程度平行。根据血二氧化碳结合力(carbondioxide combining power,CO_2CP)分为轻度(18～13 mol/L)、中度(13～9 mol/L)、重度(<9 mol/L)。轻者无明显表现,重者可有面色灰白、口唇樱红、呼吸深快、精神萎靡、烦躁不安、甚至昏迷。

二、治疗

(一)一般治疗

1.饮食治疗

(1)继续母乳喂养,鼓励进食。

(2)人工喂养儿给予平日的日常饮食(如粥、面条、烂饭等,可给一些新鲜水果汁或水果以补充钾),避免进食不易消化食物。

(3)腹泻严重或呕吐严重者,暂禁食 4～6 小时,禁食时间≤6 小时,应尽早恢复饮食。

2.液体治疗

(1)预防脱水:从患儿腹泻开始,就给予口服足够的液体以预防脱水。母乳喂养的婴儿应继续母乳喂养;混合喂养的婴儿,应在母乳喂养基础上给予口服补液盐;人工喂养的婴儿选择口服补液盐或食物基础的补液如汤汁、米汤水和酸乳饮品。建议在每次稀便后补充一定量的液体,直到腹泻停止。

(2)轻中度脱水:可给予口服补液盐Ⅲ,口服补液盐Ⅲ为WHO推荐的,这种方法具有安全、有效及简便的特点。口服补液适用于预防和治疗中度以下脱水,且呕吐不严重的患儿。①口服补液盐Ⅲ既可快速补液,又能降低高钠血症的发生率,口感更好,易于配制,随时轻松服用,更适合小儿,值得临床应用。②口服补液盐补液禁忌:无法口服用药(呕吐、昏迷等);急性胃肠炎发热伴有免疫低下患儿;已证实或疑似败血症患儿;新生儿和<3个月婴儿;休克;严重腹胀;心功能不全;严重并发症;重度脱水等情况时应采用静脉补液。③用量(mL)=体重(kg)×(50~75),4小时内服完。

(3)中重度脱水需要住院给予静脉补液。前24小时补液总量包括累积损失量、继续损失量、生理维持量三部分。①补充累积损失量。液体量:根据脱水的程度,轻度30~50 mL/kg;中度50~100 mL/kg;重度100~120 mL/kg。液体种类:根据脱水的性质,等渗性补1/3~1/2张,低渗性补2/3张,高渗性补1/3~1/5张。具体方案:可参见表14-1。轻度脱水和中度脱水不伴循环障碍者,输液速度应于8~12小时内补入。中度脱水伴循环障碍和重度脱水者应分两步骤:扩容阶段给予2:1等张液,按20 mL/kg,于30~60分钟内快速滴入。补充累积损失量,扩容后根据脱水的性质选用不同的液体,并扣除扩容量后静脉滴注,7~11小时内补入。②补充继续损失量:原则是丢多少补多少,一般是每天10~40 mL/kg,给1/2~1/3张液体,在12~16小时内补入。③补充生理维持量:液体为每天60~80 mL/kg,尽量口服,如不够,则给予1/5张生理维持液静脉输入,在12~16小时内补入。

(4)纠正酸中毒:轻、中度酸中毒无须另行纠正。重度酸中毒或酸中毒程度重于脱水程度可按血气碱剩余值或CO_2CP纠正。计算公式:所需5%碳酸氢钠的mmol数=(碱剩余值-3)×0.3×体重(kg)或(22-CO_2CP)×0.5×体重(kg),稀释3.5倍成等张液后静脉滴注;如无条件查血气或CO_2CP,可根据每5%碳酸氢钠5 mL/kg提高CO_2CP 5 mmol的方式 给予。

表 14-1　不同程度脱水补液方案

脱水程度	累积损失量	继续损失量	生理维持量
轻度脱水	量:30~50 mL/kg 速度:8~12 小时内补入 种类:1/2 张或口服补液盐	丢多少补多少 30 mL/kg 12~16 小时内补入 1/2 张 3:2:1 液或口服补液盐(稀释后)	每天 60~80 mL/kg 口服或输液 12~16 小时内补入 1/5 张,4:1 液
中度脱水	量:50~100 mL/kg 速度:8~12 小时内 种类:1/2 张或口服补液盐	同上	同上
重度脱水	扩容:量 20 mL/kg 速度:30~60 分钟 种类:等张液(2:1 等张液) 量:100~120 mL/kg(扣除扩容) 速度、种类:同中度脱水静脉补液	同上	同上

(5)补钾:见尿补钾,静脉滴注浓度<0.3%,24 小时均匀输入,营养不良儿童、长期腹泻儿童及重度脱水儿童尤其应注意补钾。

(6)低钙和低镁的纠正:一般无须常规补充,但合并营养不良及佝偻病时应给予注意,补液中如出现抽搐可给予 10%葡萄糖酸钙静脉缓注,每天 2~3 次。

(7)第二天的补液:主要补充继续损失量,生理维持量,补钾和供给热量,尽量口服,不足者可静脉补液。

(二)控制感染

(1)应根据引起患儿腹泻的病原体,选择合理抗菌药物进行治疗。WHO 提出 90%的腹泻不需要抗菌药物治疗。除由侵袭性细菌感染引起的腹泻需要用抗生素进行治疗外,其他类型的腹泻不需要应用抗生素。水样便腹泻患儿大多数为病毒或非侵袭性细菌感染所致,一般不常规使用抗生素,仅需对症治疗即可痊愈,对伴有明显的中毒症状的重症患儿、新生儿、免疫功能低下者考虑应用抗生素。对于黏液便、脓血便或便常规显微镜下白细胞计数较多的患儿,大多是侵袭性细菌感染所致,应选用抗菌性药物进行治疗。

(2)寄生虫感染:对于阿米巴原虫感染引起的阿米巴肠炎选用甲硝唑,儿童 1 次剂量为 10 mg/kg,3 次/天,连续用 5 天,病情严重者可用 10 天;蓝氏贾第鞭毛虫感染选用甲硝唑,儿童每次 5 mg/kg,3 次/天,连用 5 天。

(3)真菌感染:首先停用抗生素,采用制霉菌素,每天每公斤体重 5 万~10 万单位,分 3 次口服;氟康唑 1~2 mg/(kg·d),顿服克霉唑 20~30 mg/(kg·d),分 3 次口服。后两者有一定的不良反应,需慎用。

(三)应用微生态制剂

主要目的是补充调节肠道正常菌群,抑制病原菌的定植和侵袭,恢复肠道的生态平衡。研究显示,微生态制剂有助于缩短儿童腹泻病程。常用药物有枯草杆菌二联活菌颗粒、双歧三联活菌、双歧杆菌乳杆菌三联活菌片等。值得注意的是服用这些益生菌时,含活菌成分的药物,水温度不宜过高,且避免与抗生素同时应用,以保证药效。

(四)肠黏膜保护剂

肠黏膜保护剂,如双八面体蒙脱石粉,能与肠道黏液糖蛋白相互作用,增强肠黏膜屏障作用,可吸附病原体和毒素,促进肠细胞正常吸收与减少分泌功能。适用于急性水样便腹泻(病毒性或产毒素细菌性)及迁延性腹泻。口服剂量:<1 岁,每次 1/3 袋,每天 3 次、餐前 30 分口服;1~2 岁,每次 1/2 袋,每天 3 次;2~3 岁,每次 1/2 袋,每天 4 次;>3 岁,每次 1 袋,每天 3 次。

(五)抗分泌类药物

为脑啡肽酶抑制剂,通过加强内源性脑啡肽来抑制肠道水、电解质的分泌,常用药物为消旋卡多曲。

(六)补锌治疗

小儿腹泻多会导致不同程度的锌元素流失。疗程为 10~14 天的补锌,能降低病后 2~3 个月内腹泻病的再次发病率。

(七)慢性及迁延性腹泻

针对此类患儿,应采取综合治疗,积极寻找病因,治疗原发病及对症治疗,切忌滥用抗生素,避免引起顽固的肠道菌群失调及多重耐药菌的感染。营养支持对于患有慢性腹泻的营养不良儿童是至关重要的。

(八)疫苗的应用

应用疫苗预防治疗肠道病毒感染,具有很好的临床效果。目前,很多研究证实:给予易感小儿接种轮状病毒疫苗后,降低了轮状病毒肠炎的发病率。全球近 40 个国家将轮状病毒疫苗纳入了国家儿童免疫计划。

(九)粪菌移植

粪菌移植是将健康者粪便中的功能菌群通过鼻胃管或十二指肠管、胃镜或结肠镜移植到患儿胃肠道中,重建肠道菌群的平衡,修复肠道黏膜的屏障功能,以对特定肠道内及肠道外疾病进行治疗,粪菌移植通过移植一个复杂的、更加稳定且更能定植下来的微生物群落,能够重建肠黏膜内免疫稳态。

(十)并发症的治疗

小儿腹泻不是一种独立疾病,其病因复杂,发病机制也不同,临床症状除有大便性质改变、排便次数增多外,部分还会并发心肌损害,甚至心肌炎、脑炎等,慢性者还可导致营养不良,严重时可危及生命,所以临床上在关注患儿的消化系统症状外,还需注意肠道外的并发症,及时对症治疗至关重要。

第四节 预防与预后

一、预防

(1)轮状病毒等肠道传染性疾病传播途径主要为粪-手-口途径、呼吸道飞沫、或接触了被患病孩子分泌物污染的物体,因此要养成良好的个人卫生习惯,饭前便后要洗手,日常注意勤洗手,正确运用七步洗手法洗手。不要到人多的公共场所去。餐具及时清洗、消毒。

(2)保持室内良好的空气流通,多打开窗户通风,孩子也要多去户外呼吸新鲜空气,减少病毒感染的机会。

(3)勤锻炼,增强体质。良好的体质是抵抗病毒的最佳防御。

(4)避免长期滥用广谱抗生素。

(5)针对轮状病毒引起的腹泻,口服轮状病毒疫苗可提高易感人群的免疫力,我国目前使用轮状病毒减毒活疫苗,主要接种对象为 2 月龄至 3 岁儿童,可有效预防婴幼儿轮状病毒引起的腹泻。

(6)注意饮食卫生,不吃生冷辛辣的食物,多吃清淡,有高质量蛋白的食物,防止病从口入。

(7)注意个人卫生和环境卫生,例如平时可以用公筷公勺分餐,及时清洗、消毒孩子的玩具、衣物被褥等。

(8)积极提倡母乳喂养,合理饮食,防治营养不良。身体是革命的本钱,健康、营养充足的身体有助于抵抗病原体侵袭。对于还在喝奶的孩子,有研究证实,母乳喂养有助于降低轮状病毒腹泻的发生风险,所以推荐有条件的情况下,尽量坚持母乳喂养。

二、预后

(1)急性腹泻病预后良好。迁延或慢性腹泻病,若能及时明确病因经治疗后临床大多亦可缓解。对于乳糖不耐受、过敏性腹泻等若未及时采取调整饮食措施可使腹泻加重。

(2)耐药性致病性大肠埃希菌或真菌所致腹泻、营养不良和免疫功能低下或缺陷的患儿发生腹泻,预后较差。

第十五章

贫 血

贫血是指外周血液中单位体积血液内红细胞、血红蛋白或血细胞比容低于正常值。一般小儿贫血血红蛋白标准以海平面为标准:新生儿期<145 g/L,1~4 个月<90 g/L,4~6 个月<100 g/L,6 个月~6 岁<110 g/L,6~14 岁<120 g/L。海拔每升高 1 000 m,血红蛋白上升 4%。贫血的病因分类可分为红细胞或血红蛋白生成不足、溶血性贫血和失血性贫血三大类。

红细胞和血红蛋白生成不足。①缺乏造血物质:IDA、营养性巨幼细胞贫血、B 族维生素缺乏、铜缺乏、维生素 C 缺乏等。②骨髓造血功能障碍:再生障碍性贫血、单纯红细胞再生障碍性贫血等。③红细胞生成素不足:慢性炎症性疾病、慢性肾疾病、甲状腺功能减退、垂体功能低下、蛋白质缺乏、氧亲和力下降的血红蛋白病。④其他:铅中毒、铁粒幼细胞性贫血、红细胞生成性原卟啉症、白血病、恶性淋巴瘤等。

溶血性贫血包括红细胞内在缺陷,以及免疫性疾病如 Rh 同种免疫性溶血、A 或 B 同种免疫性溶血、自身免疫性溶血性贫血、药物所致免疫性溶血性贫血等,非免疫性因素如物理化学物质、感染、毒素等。

失血性贫血包括急性失血性贫血如创伤性大出血、出血性疾病等;慢性失血性贫血如溃疡病、钩虫病、过敏、肠息肉等。

贫血也可根据平均红细胞容积(mean corpuscular volume,MCV)、平均红细胞血红蛋白量(mean corpuscular hemoglobin,MCH)、平均红细胞血红蛋白浓度(mean corpuscular hemoglobin concentration,MCHC)分 4 类(表 15-1)。

贫血类型众多,本章仅介绍临床上最常见的小儿 IDA。IDA(iron deficicncy anemia,IDA)是小儿的常见病,主要发生在 6 个月~3 岁的婴幼儿。具有小细胞低色素性;血清铁蛋白、血清铁和转铁蛋白饱和度降低;铁剂治疗效果良好等特点。随着生活水平的改善,各种营养缺乏症都已明显减少,但 IDA 仍是常见的威胁小儿健康的营养缺乏症。

表 15-1　贫血的形态分类

项目	MCV(fl)	MCH(pg)	MCHC(%)
正常值	80～94	28～32	32～38
大细胞性	＞94	＞32	32～38
正细胞性	80～94	28～32	32～38
单纯小细胞性	＜80	＜28	32～38
小细胞低色素性	＜80	＜28	＜32

第一节　病因与发病机制

一、病因

IDA 的患病率在不同年龄、性别、经济群体,以及地理位置之间存在很大差异。在发展中国家、经济不发达地区,婴幼儿、育龄妇女明显增高。上海地区人群调查显示:铁缺乏症的年发病率在 6 个月至 2 岁婴幼儿为 75.0%～82.5%、妊娠 3 个月以上妇女为 66.7%,育龄妇女为 43.3%,10～17 岁青少年为 13.2%;以上人群 IDA 的患病率分别为 33.8%～45.7%、19.3%、11.4%、9.8%。铁缺乏可由下列因素引起:慢性失血,妊娠和哺乳期铁转移至胎儿及婴儿,饮食中铁摄入不足,铁吸收不良,血管内溶血伴血红蛋白尿,铁向非造血组织转移(如肺转移),遗传等,或是上述因素联合所致。

二、发病机制

(一)红细胞生存和铁动力学

红细胞寿命轻、中度缩短是 IDA 的特征,特别是在贫血比较严重时。对于铁在各种铁池(血浆池、不稳定池和血红蛋白池)之间的转运进行研究时,可静脉注射放射活性铁(^{59}Fe),随后检测血浆 ^{59}Fe 的清除率以及铁在循环红细胞血红蛋白中的掺入率。在铁缺乏情况下,血清铁清除快速加快并与血清铁浓度呈负相关。血浆铁运转率可正常或升高。在血红蛋白合成中所利用铁的百分比正常

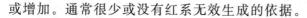

或增加。通常很少或没有红系无效生成的依据。

(二)含铁蛋白

随着体内铁的减少,含铁蛋白在许多组织中发生了改变。含铁血黄素和铁蛋白从骨髓和其他贮存部位消失。许多重要的含铁蛋白活性下降:细胞色素 C、细胞色素氧化酶、琥珀酸脱氢酶、顺乌头酸酶、黄嘌呤氧化酶和肌红蛋白。有报道说明,一些不含铁或不需要铁的酶活性亦减弱。在铁缺乏的大鼠骨骼肌中,磷酸肌酸含量下降,无机磷酸增加。许多受影响的酶参与线粒体的氧化糖分解循环。相反,在铁缺乏的动物骨骼肌中,数种线粒体基质酶的活性增加。铁缺乏大鼠的运动耐量受损,运动时易发生乳酸性酸中毒。在铁缺乏大鼠的骨骼肌中,α-磷酸甘油酸脱氢酶活性降低,而该发现可解释缺铁大鼠更倾向于发生乳酸性酸中毒的原因。然而,在铁缺乏豚鼠的骨骼肌中,此酶活性正常。在缺铁大鼠的棕色脂肪中,还原型烟酰胺嘌呤二核苷酸、琥珀酸盐、α-磷酸甘油氧化酶活性均低于正常。在铁缺乏的啮齿类动物的肌细胞中,除了这些代谢异常外,超微结构研究显示线粒体肿胀伴嵴扭曲,并有线粒体 DNA 损伤的依据。尽管存在这些改变,在肌肉受到反复电刺激时,线粒体细胞色素 C 仍会适应性地增加。对大鼠肝脏和骨骼肌的亚线粒体颗粒的能量传输通路进行的一项研究显示,后者对铁缺乏的敏感性低于前者。磁共振光谱研究显示,在铁缺乏大鼠的肌肉中,磷酸肌酸分解增加,但在人类中并未发现线粒体异常。

(三)神经系统改变

铁缺乏患儿的肝和血小板中的单胺氧化酶活性减低。单胺氧化酶参与多巴胺、去甲肾上腺素和 5-羟色胺等重要神经递质的合成和代谢。此外,与铁饱和的儿童或大鼠相比,铁缺乏的儿童和大鼠尿中会排泄更多的去甲肾上腺素,这种异常在开始铁治疗后几天内就可以纠正。铁缺乏大鼠脑内的多巴胺 D2 受体数量减少,后者在神经传导中亦具有很重要的作用。对刚断奶的大鼠进行铁缺乏饮食喂养,结果发现喂养效率差、生长迟缓、棕色脂肪和心脏过度增生、血浆甲状腺素和三碘甲状腺原氨酸减低、肝脏肉碱含量低,以及酮体生成异常。在大鼠中若铁缺乏时间过长亦可能导致牙齿和耳蜗发育异常及听力缺失。然而,这些效应在人类中尚未见描述。

(四)宿主的防御

铁缺乏对于免疫功能以及对感染的易感性有影响。一些研究发现,铁减少可以抑制微生物的生长,因此可防御感染;另有人观察到铁缺乏可损伤宿主的防御力。铁缺乏的小鼠不能发生自身免疫性脑脊膜炎(一种人类多发性硬化的动物模型)。

第二节　诊断与鉴别诊断

一、诊断

(一)实验诊断

1.生化检验

在贫血出现以前,即出现一系列的生化改变。当缺铁时,机体首先动用储存铁,以维持铁代谢的需要,肝脏和骨髓中的铁蛋白与含铁血黄素含量减少;继之,血清铁蛋白减少。血清铁蛋白正常值为 $350\ \mu g/L$,若降低至 $100\ \mu g/L$ 以下,即可出现临床方面的缺铁现象。此后血清铁下降至 $500\ \mu g/L$ 以下,甚至低至 $300\ \mu g/L$ 以下,同时血清铁结合力增至 $3500\ \mu g/L$ 以上,转铁蛋白饱和度降至 15% 以下。转铁蛋白饱和度低于 15% 时,血红蛋白的合成减少,红细胞游离原卟啉堆积可高至 $60\ \mu g/dL$ 全血。婴幼儿时期红细胞游离原卟啉与血红蛋白比值的增加,对于诊断 IDA 较转铁蛋白饱和度降低更有意义,其比值 $>3\ \mu g/g$ 则考虑为异常,若在 $5.5\sim17.5\ \mu g/g$ 之间,排除铅中毒后,即可诊断为 IDA。血清铜增高可达 $146\ \mu g/dL$。若缺铁继续进展,即出现血常规的变化。

2.血常规

红细胞及血红蛋白均降低,血红蛋白降低尤甚。红细胞比容相应地减少,红细胞平均体积 $<80\ fl$,可低至 $51\ fl$;红细胞平均血红蛋白低于 $26\ pg$;红细胞平均血红蛋白浓度低于 0.30;红细胞平均重量根据少数病例的测量可低至 $70\ pg$。涂片中红细胞变小,多数直径 $<6\ \mu m$,有时出现大小不等,以小者居多,网织红细胞百分数正常,但其绝对值低于正常,红细胞脆性降低,外周血常规中很少见到有核红细胞。白细胞形态正常,计数正常,但严重病例白细胞计数可能减低,同时出现淋巴细胞数相对增高。血小板计数多数在正常范围内,严重病例可稍降低,但极少达到引起出血的程度。

3.骨髓象

骨髓呈增生现象,骨髓细胞计数稍增,巨核细胞数正常。骨髓分类中粒细胞与有核红细胞的比例减低或倒置,说明红细胞增生旺盛。粒细胞系形态无改变,分类计数中,中性粒细胞可稍高。红细胞系分类计数中,中幼红细胞及晚幼红细胞均增加,特别是中幼红细胞增加更为明显。早幼、中幼及晚幼红细胞的细胞质少,血红蛋白含量极少,显示胞质成熟程度落后于胞核,胞质的边缘欠整齐,用亚铁氰化钾染色,可见铁粒幼细胞减少,甚至消失,涂片的碎粒中看不到蓝色的铁蛋白和含铁血黄素。

(二)其他检查

如怀疑有慢性肠道失血,可行大便潜血检查,进一步可行消化道钡餐、腹部B超、消化道核素扫描等检查,以了解有无消化道畸形、失血。胸部影像学检查以了解有无肺部出血,用以鉴别肺含铁血黄素沉着症。心脏彩超检查,了解心脏扩大、心功能情况。

(三)诊断标准

中华医学会儿科学分会血液学组、儿童保健学组,重新制定了儿童 IDA 诊断标准。

(1)血红蛋白降低符合 WHO 儿童贫血诊断标准,即 6 个月至 6 岁<110 g/L;6~14 岁<120 g/L。由于海拔高度对血红蛋白的影响,海拔每升高 1 000 m,血红蛋白上升约 4%。

(2)外周血红细胞呈小细胞低色素性改变。

(3)具有明确缺铁原因,如铁供给不足、吸收障碍、需求增多或慢性失血等。

(4)铁剂治疗有效。铁剂治疗 4 周后血红蛋白应上升 20 g/L 以上。

(5)铁代谢指标。下述 4 项中至少满足 2 项:①血清铁蛋白减低<15 μg/L,建议同时检测血清 CRP,尽可能排除感染和炎症对于铁蛋白影响;②血清铁减低<10.7 μmol/L(60 μg/dL);③总铁结合力升高>62.7 μmol/L(350 μg/dL);④转铁蛋白饱和度减低<15%。

(6)骨髓穿刺涂片和铁染色。骨髓可染色铁显著减少甚至消失,骨髓细胞外铁明显减少(正常值:+~+++)、铁粒幼细胞比例<15%仍被认为是诊断 IDA 的"金标准"。但由于为侵入性检查,一般情况下不需要进行,对于诊断有困难,或诊断后铁剂治疗效果不理想的患儿,可以考虑进行,以明确或排除诊断。

(7)排除其他小细胞低色素性贫血。凡符合上述诊断标准中的第 1 和第 2 项,即存在小细胞低色素性贫血,结合病史和相关检查排除其他小细胞低色素性贫血,可拟诊为 IDA。如铁代谢指标同时符合 IDA 诊断标准,则可确诊为 IDA。如无相关实验室检查条件可直接开始诊断性治疗,铁剂治疗有效可诊断为 IDA。

二、鉴别诊断

(一)地中海贫血

有家族史,地域性比较明显。特殊面容,肝、脾明显大。血涂片中可见靶形细胞及有核红细胞,血红蛋白电泳 A2 及 F 增高,或出现血红蛋白 H 或 Rarts等。血清铁增高,红细胞游离原卟啉(free erythrocyte proporphyrin,FEP)正常,骨髓中铁粒幼细胞增多。轻症地中海贫血临床症状及体征不明显或轻微且无家族史时,尤其需注意鉴别。

(二)肺含铁血黄素沉着症

肺含铁血黄素沉着症表现为发作性苍白无力,咳嗽,痰中可见血,痰和胃液中可找到含铁血黄素细胞。网织红细胞增高。X 线检查肺野中可见网点状阴影。

(三)铁粒幼细胞贫血

骨髓涂片中细胞外铁明显增加,中、晚幼红细胞的核周围可见铁颗粒呈环状排列,血清铁增高,总铁结合力降低。用铁治疗无效。有些患儿用维生素 B_6 治疗可取得较好疗效。

(四)慢性感染性贫血

慢性感染性贫血多呈小细胞正色素性贫血,偶呈低色素性。血清铁和铁结合力皆降低,骨髓中铁粒幼细胞增多。铁治疗无反应。

(五)铅中毒

红细胞中可见嗜碱性点彩,血清中铅含量增加,红细胞和尿中原卟啉明显增加。FEP/Hb 可高至 17.5 $\mu g/g$ 以上。

第三节 临床表现与治疗

一、临床表现

发病多在 6 个月~3 岁,大多起病缓慢,开始多不为家长所注意,到就诊时多数患儿已为中度贫血。症状的轻重取决于贫血的程度和贫血发生、发展的速度。

（一）一般表现

开始常有烦躁不安或精神不振，不爱活动，食欲缺乏，皮肤黏膜变得苍白，以口唇、口腔黏膜、甲床和手掌最为明显。学龄前和学龄儿童此时可自述疲乏无力。

（二）造血器官的表现

由于骨髓外造血反应，肝、脾和淋巴结常轻度肿大。年龄越小，贫血越重，病程越久，则肝、脾大越明显，但肿大很少超过中度。除造血系统的变化外，缺铁对全身代谢都有影响。从细胞学的角度看，可导致细胞色素酶系统缺乏；过氧化氢酶、谷胱甘肽过氧化物酶、琥珀酸脱氢酶、单胺氧化酶、乌头酸酶及 a-磷酸甘油脱氢酶等酶的活力降低；并影响 DNA 的合成。由于代谢障碍，可出现食欲缺乏、体重增长减慢、舌乳头萎缩、胃酸分泌减低及小肠黏膜功能紊乱。异食症多见于病程长的儿童。神经精神的变化逐渐引起重视。现已发现在贫血尚不严重时，或贫血出现前，铁蛋白下降即出现烦躁不安，对周围环境不感兴趣。智力测验发现患儿注意力不集中，理解力降低，反应慢。婴幼儿可出现呼吸暂停现象。学龄儿童在课堂上常表现为行为异常，如乱闹，不停地小动作等。此等现象于给铁剂后较快地恢复正常。神经精神的改变与缺铁的关系尚不明确，但近年来有试验证明 IDA 患儿尿中去甲肾上腺素浓度增高，给铁后迅速恢复正常，提示神经精神变化可能与去甲肾上腺素降解代谢有关 IDA 患儿较易发生感染。此类患儿 T 细胞功能减弱，外周血 T 细胞亚群 $CD3^+$、$CD4^+$ 淋巴细胞降低，$CD4^+/CD8^+$ 比值降低。当血红蛋白降低至 70 g/L 以下时，可出现心脏扩大和杂音，此为贫血的一般表现而非 IDA 的特有体征。由于 IDA 发病缓慢，机体耐受力强，当血红蛋白下降至 50 g/L 以下时心率增快，但可不出现心功能不全的表现；合并呼吸道感染后，心脏负担加重，可诱发心力衰竭。

二、治疗

（一）一般治疗

加强护理，注意休息，避免感染，改善饮食，纠正不良饮食习惯，合理喂养，增加含铁丰富饮食。

（二）病因治疗

尽可能查找导致缺铁的原因和基础疾病，并采取相应措施去除病因。不查明病因，贫血不仅不能根治，有时会隐藏某些严重疾病，原发疾病有时对患儿的危害性比贫血更为严重。如 IDA 可能是胃肠道畸形、恶性肿瘤造成。多数 IDA

婴儿因单纯乳制品喂养、未及时添加含铁丰富的辅食而出现贫血,因此应根据小儿的年龄加以合适的食物。由于患儿消化能力较差,应逐渐添加含铁丰富的辅食种类、数量,如蛋黄、肝泥、肉泥等,以免由于增加食物过急、过多、过杂而造成消化不良。对于由于偏食、饮食结构不合理的儿童,必须纠正厌食、偏食等不良饮食习惯,给予富含铁质、维生素 C 和蛋白质的食物。对于因月经失血过多引起 IDA 的青春期女童,应适当给予干预,减少出血量。对于因服用大量鲜牛奶而致的慢性肠道失血,应将牛奶量减至每天 500 mL 以下,或改用奶粉、蒸发奶或代乳品。对于因肠道畸形、肠息肉、梅克尔憩室等原因引起的 IDA 患儿,必须外科手术去除病因。

(三)铁剂治疗

铁剂是治疗 IDA 的特效药,二价铁比三价铁容易吸收,故多采用亚铁制剂口服补铁。铁剂种类很多,分为有机铁、无机铁两大类。一般以口服无机铁盐是最经济、方便和有效的方法。常用的铁剂有硫酸亚铁、富马酸亚铁、葡萄糖亚铁等。服药最好在两餐之间,既减少对胃黏膜的刺激,又利于吸收。目前第三代铁剂已广泛应用于儿童 IDA 的临床治疗,如富马酸亚铁多库酯钠胶囊、蛋白琥珀酸铁、多糖铁复合物、右旋糖酐铁等,其含铁量高,胃肠道反应较第一、二代减轻,剂型方便,口感更容易被儿童接受。一般按元素铁 $4\sim6$ mg/(kg·d)补铁治疗,于两餐间分为 $2\sim3$ 次口服。维生素 C 可使 Fe^{3+} 还原成 Fe^{2+},利于吸收,因此可同时口服维生素 C 促进铁吸收。同时应避免与大量牛奶、茶、咖啡、抗酸药等同时服用,以免影响铁的吸收。铁剂治疗一般应用至血红蛋白达到正常后 $6\sim8$ 周,以补充储存铁。循证医学资料表明,间断补充元素铁每次 $1\sim2$ mg/kg,每周 $1\sim2$ 次或每天 1 次亦可达到补铁的效果,疗程 $2\sim3$ 个月。

口服铁剂的主要不良反应为胃肠道反应,与含有游离铁离子有关。表现食欲减退、恶心、呕吐、腹痛、腹泻等症状,对症状不严重者可适当减少剂量、对症治疗同时继续口服铁剂。对于确实不能耐受口服铁剂、腹泻严重而贫血又较重的患儿,方考虑用静脉注射铁剂,常用的有右旋糖酐铁、山梨醇枸橼酸铁复合物、含糖氧化铁等。

(四)输血治疗

IDA 由于发病缓慢,机体代偿能力强,一般不需要输血。输血的适应证为重度、极重度贫血、或合并严重感染、或急需外科手术患儿。输血必须采取少量多次的方法,贫血越严重,每次输血量应越少。同时输血速度必须缓慢,以免发生急性心功能不全。

(五)疗效标准

给予补铁治疗后12～24小时,细胞内含铁酶开始恢复,患儿精神症状减轻、食欲增加。36～48小时后,骨髓出现红系明显增生现象。补铁2～3天后网织红细胞开始上升,7～10天达高峰,2～3周后降至正常。血红蛋白于补铁治疗1～2周开始上升,直至用药第4周上升均较快,治疗4周血红蛋白应上升20 g/L以上。心脏杂音于补铁治疗2～3周后减轻或消失,脾脏逐渐缩小。

因IDA,不仅血红蛋白减少,储存铁也全部用完。由于小儿不断生长发育,血容量不断扩充,而饮食中不能满足铁的需要,治疗目的不应只纠正贫血,并应储存足够的铁,以备后用。因此,在补铁治疗后,当血红蛋白恢复正常后仍需要继续补充铁剂6～8周,以补充体内储存铁。

补铁后如未出现预期的治疗效果,应考虑如下可能:①诊断是否正确。患儿是否是其他疾病引起的小细胞低色素性贫血,如铁粒幼细胞性贫血、轻型地中海贫血、铁剂难治性IDA、合并感染、肝肾等慢性病性贫血。②患儿是否按医嘱服药。由于药物口味、饮食习惯等原因,患儿未按医嘱服药,或服药后呕吐。③是否同时存在影响铁吸收或导致铁继续丢失的原因未去除。如青春期女童月经量过多、肠息肉、梅克尔憩室等肠道畸形导致反复肠道失血,饮茶、咖啡等影响铁的吸收等原因。

第四节　预防与预后

一、预防

(1)做好婴幼儿喂养指导。母乳中铁虽不够,但其吸收较好。如不能母乳喂养时,应选用强化铁配方奶喂养,或及早在食物中加铁。食品部门可以进行工业化生产,制造强化铁的婴幼儿食品,可在牛奶、谷类、面粉中加入硫酸亚铁。如在1 000mL牛奶中加硫酸亚铁0.06 g等于纯铁12 mg,就能满足婴儿的需要。铁的吸收若按10%计算,则小儿时期的推荐供给量为10～15 mg/d,青春期女孩为18 mg/d。

(2)关于加用强化铁的饮食,足月儿从4～6个月开始(不晚于6个月),早产儿及低体重儿从3个月开始。最简单的方法即在奶或辅食中加硫酸亚铁。对母乳喂养的婴儿每天加1～2次含铁谷类。尚可交替使用硫酸亚铁滴剂,足月儿纯铁用量不超过 1 mg/(kg·d)[2.5% $FeSO_2$,0.2 mL/(kg·d)],早产儿不超过 2 mg。每天最大总剂量为 15 mg,在家庭使用最多不超过 1 个月,以免发生铁中毒。人工喂养的婴儿在 6 个月以后,若喂不加铁的牛奶,总量不可超过 750 mL,否则就挤掉了含铁饮食的入量。

(3)小儿消化能力较差,添加辅食要逐渐添加,以免由于增加食物过急而造成消化不良。可给予富含铁质的食物:黑木耳、海带、猪肝、肉类、豆类、蛋类等;维生素 C 可以促进铁的吸收,茶和咖啡会减少铁的吸收。

(4)对于年长儿童与成人,最好在每斤面粉中加铁 13~16 mg。我国农村以谷类、淀粉类饮食为主,有些地方钩虫病流行,必须引起重视。同时应注意尽量增加动物性食物,因为即使在谷类中加铁,其吸收量亦不如动物性食品。

(5)做好健康检查工作,定期进行贫血普查,以便早期治疗轻症患儿。对于血红蛋白在 110 g/L 的正常低限的婴儿,亦应给予铁剂 3 mg/(kg·d),共服 3 个月。试验证明,其中部分婴儿应用铁剂后血红蛋白轻度上升,说明这类婴儿中亦有轻度缺铁现象存在,必须及早纠正。

(6)加强营养,摄入富铁食物。从妊娠第 3 个月开始,按元素铁 60 mg/d 口服补铁,必要时可延续至产后,同时补充小剂量叶酸(400 μg/d)及其他维生素和矿物质。

(7)早产儿和低出生体重儿。提倡母乳喂养,纯母乳喂养者应从 2~4 周龄开始补铁,剂量 1~2 mg/(kg·d)元素铁,直至 1 周岁。不能母乳喂养的婴儿人工喂养者应采用铁强化配方乳,一般无需额外补铁。牛乳含铁量和吸收率低,1 岁以内不宜采用单纯牛乳喂养。

(8)注意食物的均衡和营养,纠正厌食和偏食等不良习惯,鼓励进食蔬菜和水果,促进肠道铁吸收,尽量采用铁强化配方乳,不建议单纯牛乳喂养。

(9)青春期儿童,尤其是女孩往往由于偏食厌食和月经增多等原因易于发生缺铁甚至 IDA,应注重青春期心理健康和咨询,加强营养,合理搭配饮食,鼓励进食蔬菜水果等,促进铁的吸收。一般无需额外补充铁剂,对拟诊为缺铁或 IDA 的青春期女孩,可口服补充铁剂剂量 30~60 mg/d 元素铁。

二、预后

预后良好,经铁剂治疗,一般皆可痊愈。若能改善饮食,去除病因,极少复发。对于极重症患儿,有时因抢救不及时,可能造成死亡。合并严重感染及腹泻常为致命的原因。对于治疗较晚的患儿,贫血虽然完全恢复,但形体发育、智力发育都将受到影响。

第十六章

癫　痫

癫痫是一种以具有持久性的产生癫痫发作的倾向为特征的慢性脑部疾病。癫痫不是单一的疾病实体，而是一种有着不同病因基础、临床表现各异但以反复癫痫发作为共同特征的慢性脑功能障碍。癫痫发作是脑神经元异常过度同步化放电活动所造成的一过性临床症状和/或体征，其表现取决于同步化放电神经元的放电部位强度和范围。癫痫发作不能等同于癫痫，前者是一种症状，可见于癫痫患儿，也可以见于非癫痫的急性脑功能障碍，例如病毒性脑炎、各种脑病的急性期等；而后者是一种慢性脑功能障碍性疾病。

癫痫为儿童最常见的神经系统疾病，患病率在 3‰～9‰，大多数癫痫患儿在儿童时期起病。据估计，全球约有 1 050 万名活动性癫痫儿童及青少年。

第一节　病因与发病机制

一、病因

(一)内部因素

1.中枢神经系统的先天性异常

神经系统在机体和环境的调节方面起着非常重要的作用，神经系统的发育过程中受到任何损害，其结果都可能是不可逆的。结构决定功能，完整的解剖和组织学基础是任何生命赖以生存和发展的前提，中枢神经系统的先天性异常必然导致功能的缺陷，从而造成后天缺陷，如神经管闭合障碍引起的无脑畸形、脑膜膨出、脑膜脑膨出、巨脑回和多微小脑回畸形,这些后天的缺陷畸形可能是早期癫痫发作的原因。

2.染色体病

多种因素导致中枢系统结构的紊乱、功能失调,成为癫痫发病的基础。随着生物医学模式的转变,人类对疾病的认识也变得深刻。近年来对癫痫的研究也更深入。基因决定着生物的遗传性状,然而染色体上的基因却是性状表达的基础,染色体病是一类遗传性病,在癫痫的研究中发现常染色体的显性遗传占有一定的比例,如结节性硬化、神经纤维瘤病、脑三叉神经血管瘤,此外还存在着许多基因方面的原因(如单基因、多基因的研究及线粒体病等)。对于癫痫致病基因的确切研究还在进一步发展中,目前只是了解到大多数为单基因遗传。

3.其他原因

由各种先天因素引起脑细胞退行性改变使大脑皮质弥漫性萎缩,脑叶萎缩、变薄、功能下降引发癫痫发作。

(二)外部因素

1.脑部获得性疾病

颅脑外伤、脑肿瘤、脑血管疾病、颅内的各种感染,包括细菌、病毒、螺旋体、真菌、寄生虫。

2.中毒性疾病

药物中毒(如戊四氯、尼克刹米等)可诱发癫痫,金属中毒也可诱发癫痫。此外,其他中毒如有机磷农药、河豚、蜘蛛、蜜蜂中毒也可诱发癫痫。

二、发病机制

虽没有完全弄清癫痫的发病机制,但癫痫是由神经元异常放电所致的理论则得到广泛认同。神经元电生理活动的产生是神经元内外离子分布的差异和跨膜运动,因而癫痫神经元的异常放电是离子的异常跨膜运动所致,伴随着脑电生理中阵发性除极飘移的是 K^+ 大量外流和 Ca^{2+} 内流,并 Na^+ 和 Cl^- 的异常转运。正常电生理活动的维持主要依赖于神经元结构和功能的完整,神经细胞膜表面受体和载体的正常表达。由此看出癫痫的发生是多种重要神经生物因素参与的复杂的病理生理过程,任何影响此过程的因素都可能促发癫痫的产生。

(一)星形胶质细胞

胶质细胞是神经细胞的主要组成成分,胶质细胞占细胞总数的 90% ,星形胶质细胞、少突胶质细胞、小胶质细胞等胶质细胞不仅与脑的正常生理活动、发育和神经病理过程明显相关,而且与神经元的功能活动、损伤以及修复有着千丝万缕的联系。星形胶质细胞是中枢神经系统主要的大胶质细胞,不仅对神经元起支持、保护、分隔和营养等作用,而且具有对各种神经损害产生强烈反应的特性。在病理条件下,星形胶质细胞反复增生、活化,并能释放某些活性物质使神经元的兴奋性提高,对神经系统的损害具有重要的影响。近年来,越来越多的实验已证实星形胶质细胞在癫痫发病机制中起重要作用。小胶质细胞的反应性激活及病理级联反应对难治性癫痫的发生可能有重要意义。不断激活的小胶质细胞分泌活性物质,诱发增生,释放兴奋性氨基酸,兴奋邻近神经元并泛化传导等。

(二)皮质发育障碍

皮质发育障碍是一种脑发育缺陷,是各类脑发育畸形的总称,包括神经元异位、无脑回、巨脑回、脑穿通畸形、胼胝体发育不良或缺失等,常引起癫痫、发育迟缓、局部神经功能障碍和精神发育不全等,占癫痫病因的 24%,占耐药癫痫的40%,是难治性癫痫的主要病因。从胚胎期至成年期以前大脑发育过程中受到内外环境中有害因素的干扰或损害都可引起大脑皮质发育紊乱。从微观的发育异常到全脑异常,皮质发育障碍导致癫痫发作是通过影响神经元或胶质细胞的正常生长和迁移以及代谢起作用的。另外。原钙黏蛋白 21、钙结合蛋白 D28-K、小清蛋白和钙视网膜结合蛋白也与癫痫有关。

(三)谷氨酸及其受体和谷氨酸转运体

癫痫的发生和脑内兴奋性、抑制性神经元递质失衡有关,癫痫的过程中有谷氨酸及其相关酶的变化。观察抽搐发作过程中脑内各部位的谷氨酸有不同的改变。从颞叶癫痫手术取出癫痫区域和对照区域颞叶外皮质,各种氨基酸的分布中最明显的是谷氨酸。谷氨酸是中枢神经系统最主要的兴奋性神经递质,广泛分布于中枢神经系统,与癫痫关系密切,多种致病机制通过谷氨酸递质及其受体途径导致癫痫发作。在正常情况下,谷氨酸被释放到突触间隙,结合谷氨酸受体产生动作电位,研究发现突触间隙内谷氨酸水平的升高会导致癫痫的发作。癫痫时谷氨酸受体的亚型是通过调节神经元的兴奋性,突触前抑制和突触重塑3 种机制而起作用。

(四)神经细胞营养因子

神经细胞营养因子是一类除维持生存所必需的物质外,对神经细胞起特殊作用的因子。其功能主要是支持神经元生存和诱导神经突触生长,是神经元存活、迁移生长或其他细胞建立功能性联系的依赖因子,又是发育成熟神经元功能的调控因子,甚至在神经元受损伤时能保护其存活和促进再生的必需因子。它是由靶细胞产生的蛋白质。与癫痫有关的因子主要有神经生长因子、睫状神经营养因子、胶质细胞源性神经营养因子和成纤维细胞生长因子等。

神经细胞营养因子致癫痫的作用机制尚待进一步研究。一些动物实验表明,致癫后动物,以海马结构为主,神经生长因子和人脑源性神经营养基因表达增加,人脑源性神经营养因子可能增强突触效率促进兴奋,神经生长因子和人脑源性神经营养因子可使苔状纤维发芽,形成兴奋环,并引起海马兴奋性突触后电位。神经细胞营养因子与神经肽不仅在神经元内共存,一些实验检查也证实在癫痫的过程中也有相互作用,从实验动物和颞叶癫痫患儿切除的组织中发现,海马人脑源性神经营养因可使神经肽蛋白表达持续增加,可见这两类化学物质参与调节兴奋性网络的形成。

(五)细胞因子

细胞因子泛指由机体免疫或非免疫细胞合成和分泌的多肽,并产生多种生物学效应,这些效应包括调节机体的生理,参与多种细胞增殖、分化和行使功能。癫痫是一种免疫相关性疾病,其发生、发展与细胞因子密切相关。大量的研究表明,在癫痫的发病过程中可伴有免疫紊乱和异常,诸多细胞因子参与其发病过程。

(六)免疫学改变

为研究癫痫的发病机制,研究者从各方面进行了广泛深入的研究。首先提出免疫机制可能与癫痫相关,国内外进行了癫痫的免疫学实验和临床研究,证实了癫痫发作的确存在免疫功能异常,有资料显示癫痫患儿存在免疫力低下,表现为外周血白细胞计数、中性粒细胞、淋巴细胞、自然杀伤细胞及神经肽比正常升高,外周血中 $CD4^+T$ 细胞明显减少,神经肽与自然杀伤细胞呈正相关。在体液免疫方面,癫痫患儿血清 IgA 和 IgM 水平较正常降低,这些影响了免疫功能的稳定,使免疫耐受力下降。有研究认为这些变化在治疗前就已存在,也有研究者认为这是由抗癫痫药物引起的。研究显示癫痫患儿存在细胞、分子及其功能的多种免疫学改变,此对癫痫的发生、发展有重要作用。癫痫的免疫紊乱表现为体内出现各种自身抗体,癫痫的发病可能是由自身免疫机制介导的。在癫痫的发病机制中起作用的抗体主要有非抗脑抗体,包括抗核抗体、抗磷脂抗体、抗心磷脂抗体和抗脑抗体中的抗谷氨酸受体抗体、抗谷氨酸脱酸酶抗体以及抗神经节苷脂抗体,这些抗体是如何产生的目前尚不清楚,可能是大量的异体蛋白通过黏膜进入机体诱发机体产生的或由于感染、外伤、脑组织及血脑屏障被破坏使脑的抗原暴露并进入血液循环,进而激发免疫系统产生抗体所致。抗体作用于突触部位,封闭了抑制性传递受体,神经冲动更易传导,于是发生了异常的癫痫放电。细胞免疫中的 T 细胞和自然杀伤细胞在癫痫发病机制中的作用还不是很清楚,相关报道也相对较少。

(七)离子的跨膜运动

癫痫的基本特征是中枢神经反复发作的同步异常放电,而神经元的异常放电与 K^+ 通道功能紊乱关系密切。K^+ 通道编码基因突变以及自身抗体表达异常可导致 K^+ 通道功能障碍,引发神经元异常放电。神经元静息电位的维持、动作电位的发生和发展均与 K^+ 在细胞内外正常分布密切相关。当 K^+ 分布异常时,常伴发脑电生理的阵发性除极飘移,神经元出现异常电生理活动。动物癫痫性发作模型在发作前或发作中细胞外 K^+ 浓度均有升高,在电休克诱导的惊厥中新皮质和海马细胞外 K^+ 浓度较正常值高 4 倍,这种离子浓度的改变与癫痫发作有关。K^+ 分布主要通过 K^+ 通道途径来调节,与癫痫有关的通道有:①M 型 K^+ 通道;②内向整流 K^+ 通道;③瞬时外向 K^+ 通道;④钙激活 K^+ 通道;⑤ATP 敏感性 K^+ 通道。通道结构的改变是引起神经元内在兴奋性不平衡的物质基础,而基因突变以及一些外部异常均可导致 K^+ 通道功能下降,神经元兴奋性增高,引发癫痫。当人们了解并不断认识到离子通道发生突变能够导致癫痫,这就在不同的层面相继提出问题,不断推动对癫痫发病机制的进一步研究。

第二节　诊断与鉴别诊断

一、诊断

(一)实验诊断

1.血液检查

血常规、血糖、电解质、肝功能、肾功能、血气、丙酮酸、乳酸等方面的检查,能够帮助查找病因。定期检查血常规和肝、肾功能等指标还可辅助监测药物的不良反应。临床怀疑中毒时,应进行毒物筛查,如毒鼠强中毒。已经服用抗癫痫药物者,可的情进行药物浓度监测。

2.尿液检查

尿常规及遗传代谢病的筛查。

3.脑脊液检查

主要为排除颅内感染性疾病,对某些遗传代谢病的诊断也有帮助,如葡萄糖转运子 1 缺乏综合征。

(二)其他检查

1.脑电图

癫痫发作最本质的特征是脑神经元异常过度放电,而脑电图(electroencephalogram,EEG)是能够反映脑电活动最直观、便捷的检查方法,是诊断癫痫发作、确定发作和癫痫类型的最重要的辅助手段,为癫痫患儿的常规检查。当然,临床应用中也必须充分了解脑电图(尤其头皮脑电图)检查的局限性,必要时可延长监测时间或多次检查。

2.神经影像学

磁共振成像(MRI)对于发现脑部结构性异常有很高的价值。如果有条件,建议常规进行头颅 MRI 检查。头部 CT 检查在显示钙化性或出血性病变时较 MRI 有优势。某些情况下,当临床已确诊为典型的特发性癫痫综合征(如儿童良性部分性癫痫)时,可以不进行影像学检查。其他影像学检查,如功能磁共振(fMRI)、磁共振波谱(MRS)、单光子发射计算机断层扫描(SPECT)、正电子发射断层扫描(PET)等,均不是癫痫患儿的常规检查。应注意,影像学的阳性结果不代表该病灶与癫痫发作之间存在必然的因果关系。

3.基因检测

目前已经成为重要的辅助诊断手段之一。既往利用一代测序技术,可以逐一检测已知的癫痫致病基因,仅适用于临床高度怀疑的某一种癫痫综合征,如 Dravet 综合征等。随着高通量二代测序技术及微阵列比较基因组杂交技术的发展及应用于癫痫研究,越来越多的癫痫致病基因被发现。也发展出了基于二代测序技术的疾病靶向序列测序技术,此方法能够一次性检测所有已知癫痫相关致病基因,是一种快速、高效、相对成本低廉的临床遗传学诊断技术,提供癫痫患儿的基本遗传信息,目前已经成功应用于癫痫性脑病的病因学诊断。目前,基因检测不作为常规病因筛查手段,通常是在临床已高度怀疑某种疾病时进行。

(三)诊断标准

癫痫的诊断分为 4 个步骤:①判断临床发作是否为癫痫发作。许多非癫痫性的发作在临床上需与癫痫发作相鉴别。②在诊断为癫痫发作的基础上根据临床发作和脑电图表现,对癫痫发作类型进行分类。③根据患儿的临床发作、脑电图特征、神经影像学、年龄、预后等因素,对癫痫的病因进行分析,并对癫痫综合征、癫痫相关疾病等进行诊断。④应对患儿的全身发育及相关脏器功能以及心理、生长发育等进行检查和整体评估。国际抗癫痫联盟将诊断划为5个部分或5个诊断轴：描述发作期症状（轴1）；描述癫痫发作的类型（轴2）；癫痫综合征（轴3）；与癫痫或癫痫综合征相关的常见疾病（轴4）；WHO国际功能、残障与健康分类标准对损伤状况进行评估（轴5）。

二、鉴别诊断

（一）婴幼儿擦腿综合征

发作时婴儿双腿用劲内收，或相互摩擦，神情贯注，目不转睛，有时两上肢同时用劲，伴出汗。本病发作中神志始终清楚，面红而无苍白青紫，可随时被人为中断，发作期和发作间期EEG正常，可与癫痫区别。

（二）婴幼儿屏气发作

本病多发生于6~18个月婴儿。典型表现是当遇到不愉快而引起啼哭时，立即出现呼吸停止，青紫和全身肌张力低下，可有短暂意识障碍，一般不超过1分钟。再现自主呼吸后随即一切恢复正常。与癫痫的区别在于本病明显以啼哭为诱因，意识丧失前先有呼吸暂停及青紫，EEG无异常，随年龄增大发作逐渐减少，5岁以后不再发作。

（三）睡眠障碍

1.夜惊

夜惊常见于4~7岁儿童，属非快速眼动睡眠（non-rapid eye movement，NREM）的睡眠障碍。深睡中患儿突然坐起哭叫，表情惊恐，伴有瞳孔散大、出汗、呼吸急促等交感神经兴奋表现，不易唤醒。数分钟后即再度安静入睡。次日对发作无记忆。根据其发作的自限性，EEG正常，可与癫痫区别。

2.梦魇

梦魇发作以学龄前或学龄期儿童居多，常发生在后半夜和动眼睡眠期（rapid eye movement，REM），患儿因噩梦而引起惊恐状发作。与夜惊不同，梦魇中患儿易被唤醒，醒后对刚才梦境能清楚回忆，并因此心情惶恐无法立即再睡。根据其EEG正常，对发作中梦境的清楚回忆，可与癫痫鉴别。

3.梦游症

梦游症也是NREM深睡期障碍。患儿从睡中突然起身，从事一些无目的的活动，如穿衣搜寻、进食甚至开门窗等。发作中表情呆滞，自言自语地说一些听不懂的言辞。醒后对发作无记忆。与精神运动性癫痫发作的区别在于各次发作中梦游症的异常行为缺少一致性，发作中EEG正常，患儿易被劝导回床，也无发作后意识恍惚或乏力等表现。

（四）偏头痛

本病是小儿时期反复头痛发作的主要病因。典型偏头痛主要表现为视觉先兆、偏侧性头痛、呕吐、腹痛和嗜睡等。儿童以普通型偏头痛多见，无先兆，头痛部位也不固定。常有偏头痛家族史，易伴恶心、呕吐等胃肠道症状。实际上临床极少有单纯的头痛性或腹痛性癫痫者，偏头痛决不会合并惊厥性发作或自动症，EEG 中也不会有局灶性痫性波放电。

（五）抽动性疾病

抽动是指突发性不规则肌群重复而间断的异常收缩（即所谓运动性抽动）或发声（即声音性抽动）。大多原因不明，精神因素可致发作加剧。主要表现为以下 2 种形式。

1.简单性抽动

简单性抽动仅涉及一组肌肉的短暂抽动如眨眼、头部抽动或耸肩等，或突然爆发出含糊不清的单音如吸气、清喉、吸吮、吹气甚至尖叫声。

2.复杂性抽动

多组肌群的协同动作，如触摸、撞击、踢腿、跳跃等，缺乏目的性，成为不适时机的异常突发动作，或模仿性姿势。

（六）晕厥

晕厥是暂时性脑血流灌注不足引起的一过性意识障碍。年长儿多见，尤其青春期。常发生在患儿持久站立，或从蹲位骤然起立以及剧痛、劳累、阵发性心律不齐、家族性 QT 间期延长等情况中。晕厥前，患儿常有眼前发黑、头晕、苍白、出汗、无力等先兆，继而短暂意识丧失，偶有肢体强直或抽动，清醒后对发作情况不能回忆，并有疲乏感。与癫痫不同，晕厥患儿意识丧失和倒地均逐渐发生，发作中少有体损伤，EEG 正常，头竖直-平卧倾斜试验呈阳性反应。

第三节　临床表现与治疗

一、临床表现

（一）局灶性（部分性、局限性）发作

1.单纯局灶性发作

单纯局灶性发作在发作中无意识丧失，也无发作后不适现象。持续时间平均 10~20 秒,其中以局灶性运动性发作最常见,表现为面、颈或四肢某部分的强直或阵挛性抽动,特别易见头、眼持续性同侧偏斜的旋转性发作。年长儿可能会诉说发作初期有头痛、胸部不适等先兆。有的患儿于局限性运动发作后出现抽搐后肢体短暂麻痹,持续数分钟至数小时后消失,称为托德麻痹。局灶性感觉发作(躯体或特殊感觉异常)、自主神经性发作和局灶性精神症状发作在小儿时期少见,部分与其年幼无法表达有关。

2.复杂局灶性发作

复杂局灶性发作见于颞叶和部分额叶癫痫发作。可从单纯局灶性发作发展而来,或一开始即有意识部分丧失伴精神行为异常。50%~75%的儿科病例表现为意识浑浊情况下自动症,如吞咽,咀嚼、解衣扣、摸索行为或自言自语等。少数患儿表现为发作性视物过大或过小、听觉异常、冲动行为等。

3.局灶性发作演变为全部性发作

由单纯局灶性或复杂局灶性发作扩展为全部性发作。

(二)全部性发作

全部性发作指发作中两侧半球同步放电,均伴有程度不等的意识丧失。

1.强直-阵挛发作

强直-阵挛发作是临床常见的发作类型。包括原发性以及从局灶性扩展而来的继发性全面性强直-阵挛发作。发作主要分为两期:①开始为全身骨骼肌伸肌或屈肌强直性收缩伴意识丧失、呼吸暂停与发绀,即强直期。②紧接着全身反复、短促的猛烈屈曲性抽动,即阵挛期。常有头痛、嗜睡、疲乏等发作后现象。发作中 EEG 呈全脑棘波或棘-慢复合波放电,继发性者从局灶放电扩散到全脑。

2.失神发作

发作时突然停止正在进行的活动,意识丧失但不摔倒,手中物品不落地,两眼凝视前方,持续数秒钟后意识恢复,对刚才的发作不能回忆,过度换气往往可以诱发其发作。EEG 有典型的全脑同步 3 Hz 棘-慢复合波。

3.非典型失神发作

非典型失神发作与典型失神发作表现类似,但开始及恢复速度均较典型失神发作慢,EEG 为 1.5~2.5 Hz 的全脑慢-棘慢复合波,多见于伴有广泛性脑损害的患儿。

4.肌阵挛发作

肌阵挛发作为突发的全身或部分骨骼肌触电样短暂(<0.35 秒)收缩,常表现为突然点头、前倾或后仰,而两臂快速抬起。重症者致跌倒,轻症者感到患儿

"抖"了一下。发作中通常伴有全脑棘-慢或多棘-慢波爆发。大多见于有广泛性脑损伤的患儿。

5.阵挛性发作

阵挛性发作仅有肢体、躯干或面部肌肉节律性抽动而无强直发作成分。

6.强直性发作

突发的全身肌肉强直收缩伴意识丧失,使患儿固定于某种姿势,但持续时间较肌阵挛长,5～60秒。常见到角弓反张、伸颈、头仰起、头躯体旋转或强制性张嘴、睁眼等姿势。通常有跌倒和发作后症状。发作间期EEG背景活动异常,伴多灶性棘-慢或多棘-慢波爆发。

7.失张力性发作

全身或躯体某部分的肌肉张力突然短暂性丧失伴意识障碍。全身性失张力发作者表现为患儿突然跌倒、头着地甚至头部碰伤。部分性失张力发作者表现为点头样或肢体突然下垂动作。EEG见节律性或不规则、多灶性棘慢复合波。

8.痉挛

这种发作最常见于婴儿痉挛,表现为同时出现点头、伸臂(或屈肘)、弯腰、踢腿(或屈腿)或过伸样等动作,其肌肉收缩的整个过程1～3秒,肌收缩速度比肌阵挛发作慢,持续时间较长,但比强直性发作短。

(三)癫痫(或惊厥)持续状态和癫痫综合征

1.癫痫(或惊厥)持续状态

凡一次性癫痫发作(或惊厥发作)持续30分钟以上,或反复发作而间歇期意识无好转超过30分钟者,均称为癫痫或惊厥持续状态。各种癫痫发作均可发生持续状态,但临床以强直-阵挛持续状态最常见。

2.小儿时期常见的几种癫痫和癫痫综合征

大多数癫痫患儿均以前述某一种发作类型为其主要临床表现。全身性发作中,以原发性或继发性强直-阵挛发作或阵挛性发作最常见。局灶性发作中以局灶性运动和复杂局灶性发作居多,后者又称颞叶癫痫。部分患儿因具有一组相同发作症状与体征,同属于某种特殊癫痫综合征,在治疗和预后的估计上有其特殊性。

(1)伴中央颞区棘波的儿童良性癫痫是儿童最常见的一种癫痫综合征,占小儿时期癫痫的15%～20%。约30%患儿有类似家族史。多认为属常染色体显性遗传,但外显率低且有年龄依赖性。通常于2～14岁发病,9～10岁为发病高峰期,男孩略多于女孩。3/4的发作在入睡后不久及睡醒前。发作大多起始于口面部,呈局灶性发作,如唾液增多、喉头发声、不能主动发声或言语以及面部抽搐等,但很快继发全身性强直-阵挛发作伴意识丧失,此时才被家人发现,因此经常被描述为全身性抽搐。体检无异常。发作间期 EEG 背景正常,在中央区和颞中区可见棘、尖波或棘-慢复合波,一侧、两侧或交替出现,30%的患儿仅在睡眠记录中出现异常。本病预后良好,药物易于控制,生长发育不受影响,大多在 15～19 岁前停止发作,但不到 2%的病例可能继续癫痫发作。

(2)儿童失神癫痫:大多于 3～13 岁发病,6～7 岁为高峰,近 2/3 为女孩,有明显遗传倾向。表现为频繁的失神发作,一天数次甚至上百次。每次发作数秒钟,不超过 30 秒,因而不跌倒,也无明显体位改变。患儿对发作中情况不能回忆,无头痛、嗜睡等发作后症状,体格检查无异常。EEG 为特征性全部性棘-慢复合波爆发,过度换气常可诱发特征 EEG 爆发图形和临床发作。药物易于控制,预后大多良好。

(3)婴儿痉挛:本病以 1 岁前婴儿期起病(生后 4～8 月为高峰),频繁的痉挛发作、特异性高幅失律 EEG 图形以及病后精神运动发育倒退为其基本临床特征。痉挛发作主要表现为屈曲型、伸展型和混合型 3 种形式,但以混合型和屈曲型居多。屈曲型痉挛发作时,婴儿呈点头哈腰屈(或伸)腿状。伸展型发作时婴儿呈角弓反张样。痉挛多成串地发作,每串连续数次或数十次,动作急速,可伴有婴儿哭叫,常于思睡和睡醒时加重。高幅失律 EEG 对本病诊断有价值,在不同步、不对称,并有爆发抑制交替倾向的高波幅慢波背景活动中,混有不规则的、多灶性棘、尖与多棘-慢波爆发。睡眠记录更易获得典型高幅失律图形。其病因复杂,大致可分为隐源性和症状性两大类。后者是指发病前已有宫内、围生期或生后脑损伤证据,如精神运动发育迟缓、异常神经系统体征或头颅影像学改变等,治疗效果差,80%以上存在遗留智力低下。约 20%的婴儿痉挛病例属隐源性,病前无脑损伤证据可寻,若早期治疗 40%患儿可望获得基本正常的智能和运动发育。

(4)伦诺克斯-加斯托综合征:本综合征以儿童期(1～8 岁)起病、频繁而多样的发作形式、EEG 呈慢-棘慢(<3 Hz)复合波及智力运动发育倒退为基本特征。25%以上有婴儿痉挛病史。一天内可同时有多种形式发作,其中以强直性最多见,其次为肌阵挛或失张力发作,还可有强直-阵挛、不典型失神等。非快速眼动睡眠期较清醒时有更频繁发作。多数患儿的智力和运动发育倒退。EEG 显示在异常慢波背景活动上重叠 1.5～2.5 Hz 慢-棘慢复合波。治疗困难,1/3 以上患儿对多种抗癫痫药物无效,是儿童期一种主要的难治性癫痫。

二、治疗

癫痫的治疗为综合性治疗,包括病因治疗、药物治疗、手术治疗等方法及患儿的长程管理。

(一)病因治疗

应该尽可能明确病因,尤其是可治疗疾病,如维生素 B_6 依赖性癫痫、葡萄糖转运子Ⅰ缺乏症等遗传代谢性疾病;可以癫痫外科治疗的局灶皮质发育不良等。

(二)药物治疗

药物治疗是癫痫的最主要治疗方法。规则合理地应用抗癫痫药物能提高癫痫发作控制的成功率。药物治疗的基本原则如下。

1.适时开始

应该在充分评估患儿本身以及其所患癫痫的情况,并且与患儿及其家长充分沟通后,选择合适时机开始抗癫痫药治疗,一般间隔 24 小时以上的 2 次非诱发性癫痫发作即可以考虑开始治疗。

2.首选单药治疗,合理选择抗癫痫药

根据发作类型、癫痫综合征及共患病、同时服用的其他药物以及患儿及其家庭的背景情况来综合考虑,能够诊断癫痫综合征的,先按照综合征选药原则挑选抗癫痫药,如果不能诊断综合征,再按发作类型选择药物。

3.小量开始、缓慢调整

除非紧急情况,所有长期使用的抗癫痫药的基本加量原则都是"小量开始、缓慢加量",根据患儿的治疗反应进行个体化调整剂量,如果需要调换药物,也应逐渐过渡,除非必需,应避免突然停药,因为可使发作加重,尤其是巴比妥类及苯二氮䓬类药物。

4.合理联合治疗

对于治疗困难的病例可以在合适的时机开始抗癫痫药联合治疗,应尽量选择不同作用机制的抗癫痫药进行联合治疗。

5.坚持长期规律服药

遵循抗癫痫药的药代动力学,制定服药间隔,规律、不间断服药,但是也要有原则地个体化,最大限度减少对患儿生活便利性的干扰,必要时监测血药浓度。

6.注意药物之间的相互作用

不同抗癫痫药之间,以及与合用的治疗其他疾病的药物之间的药代动力学及药效动力学影响。

7.疗程要长,缓慢减停药

一般需要治疗至少连续 2 年不发作,而且脑电图癫痫样放电完全或基本消失,才能开始逐渐减药;病因学是决定疗程的最关键因素;减停过程一般要求3～6 个月;使用多种药物联合治疗的患儿,每次只能减停一种药物。

8.定期随访,监测药物可能出现的不良反应

治疗开始的急性不良反应(如过敏、肝功能损害、白细胞或血小板计数下降等)以及整个治疗过程中的长期慢性不良反应(认知功能、骨骼、体重、青春期发育等)。

(三)手术治疗

经过正规合理的抗癫痫药物治疗不能控制的癫痫,有频繁发作,或病因为局灶性病损或发育畸形时,可进行手术评估,以明确是否适合进行手术治疗。通过临床表现、脑电图监测、神经-心理评估、高分辨率 MRI 可以对癫痫起源病灶进行定位。在选择病例中,功能 MRI、EEG、实时功能 MRI,发作期和发作间期 SPECT、PET 检查可为手术方案制定提供有利依据。植入立体定向深部电极或硬膜下网格电极对于部分患儿可以在术前进行癫痫起源和扩散的评估。病灶切除手术旨在切除演癫痫起源病灶;而姑息性或功能性手术则主要为了预防或局限惊厥活动的扩散,如胼胝体切开术可抑制由于大脑半球间的惊厥传播所导致的双侧大脑半球同步电发放;其他手术方法包括多处软脑膜下横切术、迷走神经刺激术等。在儿童,颞叶切除后惊厥控制无发作者占 78%,而颞叶外或多病灶切除的术后惊厥控制率仅为 54%,儿童肿瘤切除后癫痫无发作率为 82%,皮质发育异常的术后无发作率为 50%～80%。目前对于婴幼儿早期严重癫痫,如果有明确的局灶病变者,主张早期手术评估,如能控制发作,将对于患儿的脑发育起到很好的作用。

(四)癫痫持续状态的治疗

处理的原则包括:①尽快控制发作:首选药物是苯二氮草类,包括地西泮、劳拉西泮或咪达唑仑。地西泮注射液的首选方法仍为静脉注射,首剂 0.2～0.5 mg/kg,每次最大不超过 10 mg,速度 1～5 mg/min,必要时 10～15 分钟可重复 1 次。在不能或难以马上建立静脉通道的情况下,咪达唑仑肌内注射具有很好的止惊效果,由于操作简便、快速,特别适合在儿科门急诊以及院前急救时作为首选止惊药之一,首剂 0.2～0.3 mg/kg,每次最大不超过 10 mg。10%水合氯醛灌肠也是目前一种较实用的初始止惊方法,剂量为 0.5 mL/kg(50 mg/kg),稀释至 3%灌肠。②积极寻找潜在病因,有针对性地进行病因治疗。③加强护理

和监护,对于难治性癫痫持续状态,有条件的应该转入 ICU 治疗,及时处理各种脏器功能障碍、低血糖或电解质紊乱,如果出现严重低氧血症需要及时气管插管、机械通气支持。④序贯治疗:当难治性癫痫持续状态控制,拟停用静脉用止惊剂时,应提前加用口服抗癫痫药物,防止癫痫持续状态复发。

(五)患儿长程管理

应对癫痫患儿的生活进行系统管理,提供良好的咨询,包括饮食起居学习、运动等,尽量避免诱发因素(如睡眠剥夺、饮酒等),强调安全意识,避免发作时的意外伤害;同时应注意患儿和家长的心理疏导,增强战胜疾病的信心,坚持规律、合理的治疗。

第四节　预防与预后

一、预防

预防症状性小儿癫痫疾病,需要注意的事项有很多。做好这些注意事项,才能够有效预防小儿症状性癫痫疾病。主要包含以下几点。

(1)孕期需重视孕妇保健,防止出现感染症状;孕妇需要强化营养摄入,不要让胎儿受到消极因素的影响。

(2)在围生期全面保护好小儿,防止其受到感染、缺氧以及产伤等伤害,特别要防止出现小儿窒息情况。

(3)高度重视预防小儿高热惊厥。若发作高热惊厥,要即刻使用相应药物加以控制,防止症状加剧,进而诱发小儿癫痫疾病。

(4)科学防范小儿神经系统方面疾病。若发现这类疾病应尽早进行治疗,避免出现后遗症。另外还需要防范小儿产生代谢紊乱症状。

(5)预防诱发小儿癫痫的遗传疾病。应在孕期检查时详细询问家属,了解是否存在癫痫家族遗传史。可根据询问结果实施产前筛查与诊断,以决定是否进行妊娠,或者提早予以治疗。

(6)防止疾病引发因素的产生。让小儿科学饮食,保持良好的心情,不可产生激动情绪,避免小儿受到强光或者声音的刺激等。特发性癫痫疾病的病因还未能全然明确,需要继续探索与分析该疾病的预防方式。

(7)避免过度劳累。家长要合理地安排患儿的学习、玩耍时间,保证其睡眠充足,生活有规律,避免过度的脑力劳动,减少其精神压力。

(8)适当进行运动。运动本身很少诱发癫痫发作,但过量运动引起的疲劳、外伤、过度换气(大喘气)甚至电解质、酸碱代谢紊乱(大汗、失水)等因素,均可诱发癫痫发作,应小心避免。同时,适度适量的体育锻炼对癫痫患儿有好处:运动可以改善癫痫患儿失衡的神经递质、愉悦心情、保持社交等。因此运动没有绝对的好与坏,家长需结合孩子对运动的耐受能力、既往癫痫发作诱因等因素综合分析,寻找适合他的运动类型、运动时间。散步、网球、舞蹈、太极拳等柔和的武术、保龄球、高尔夫、慢跑等都是安全级别比较高的运动项目,可酌情选择。

二、预后

绝大部分癫痫儿童的预后可分为 4 类。

(1)预后良好的自限性癫痫:如伴中央-颞区棘波的儿童良性癫痫等儿童期良性部分性癫痫(占 20%～30%),这类患儿在几年后常可自行缓解,发作稀少者甚至不需要药物治疗。

(2)药物敏感性癫痫:如绝大多数儿童失神癫痫(占 30%),这类患儿药物控制容易,几年后可完全停药而不复发。

(3)药物依赖性癫痫:如青少年肌阵挛以及许多症状性局灶性癫痫(占 20%),这类患儿药物治疗可以达到发作控制,但撤药后易复发,大多数需要终身治疗。

(4)药物耐药性癫痫为难治性癫痫,预后不佳(占 13%～17%)。另外,特发性或隐源性癫痫的缓解率是症状性癫痫的 3 倍。癫痫患儿可出现非预期猝死。虽然癫痫患儿的整体死亡率高于同龄儿的预期死亡率,但是癫痫相关死亡多发生在合并有其他神经系统缺陷以及癫痫控制不良的患儿,而在没有其他神经系统异常、癫痫完全控制的患儿,其癫痫相关死亡很少见,其整体死亡率并未增加。

参 考 文 献

[1] 赵静.现代儿科疾病治疗与预防[M].开封:河南大学出版社,2020.

[2] 赵小然,代冰,陈继昌.儿科常见疾病临床处置[M].北京:中国纺织出版社,2021.

[3] 李斌.儿科疾病临床诊疗实践[M].开封:河南大学出版社,2020.

[4] 王永清.儿科基本诊疗备要[M].苏州:苏州大学出版社,2022.

[5] 刘小虎.现代儿科疾病诊治[M].长春:吉林科学技术出版社,2019.

[6] 刘景珍.儿科常见病的诊断与治疗[M].开封:河南大学出版社,2019.

[7] 夏正坤,黄松明,甘卫华.儿科医师诊疗手册[M].北京:科学技术文献出版社,2021.

[8] 朱燕.儿科疾病护理与健康指导[M].成都:四川科学技术出版社,2022.

[9] 李霞.实用儿科疾病诊疗学[M].长春:吉林科学技术出版社,2019.

[10] 曹丽洁.小儿呼吸系统疾病诊疗策略[M].天津:天津科学技术出版社,2019.

[11] 郑强.实用临床儿科诊疗实践[M].长春:吉林科学技术出版社,2019.

[12] 李玖军,赵成广,魏克伦,等.儿科疑难病例诊治思路详解[M].北京:科学出版社,2021.

[13] 周瑛瑛.现代儿科规范治疗[M].长春:吉林科学技术出版社,2019.

[14] 孙广斐.临床儿科疾病诊断与治疗[M].沈阳:沈阳出版社,2020.

[15] 郝德华.儿科常见病诊疗[M].长春:吉林科学技术出版社,2019.

[16] 程雪莲.儿科疾病临床治疗[M].开封:河南大学出版社,2019.

[17] 胡荣.现代儿科护理学精粹[M].西安:陕西科学技术出版社,2021.

[18] 刘伟.临床儿科护理实践[M].长春:吉林科学技术出版社,2019.

[19] 刘峰.现代儿科疾病诊疗学[M].长春:吉林科学技术出版社,2019.

[20] 邹艳红,李春玉,刘洁薇,等.临床儿科常见病诊疗精要[M].长沙:湖南科学技术出版社,2019.

[21] 林善锬.现代肾脏病临床前沿焦点[M].上海:复旦大学出版社,2021.

[22] 闫军.实用儿科常见疾病诊疗实践[M].长春:吉林科学技术出版社,2019.

[23] 王燕.临床用药与儿科疾病诊疗[M].长春:吉林科学技术出版社,2020.

[24] 高玉.临床儿科疾病诊治[M].北京:科学技术文献出版社,2019.

[25] 王玉玲.中西医结合护理与康复指南[M].天津:天津科学技术翻译出版有限公司,2021.

[26] 刘庆华.现代儿科常见病临床诊疗[M].汕头:汕头大学出版社,2020.

[27] 殷丽红.实用临床儿科治疗学[M].长春:吉林科学技术出版社,2019.

[28] 王华,张学敏,韩国胜.小儿神经系统疾病研究[M].长春:吉林科学技术出版社,2021.

[29] 杨蕊华.儿科临床诊治策略与新进展[M].北京:科学技术文献出版社,2020.

[30] 齐娜.临床儿科规范治疗[M].长春:吉林科学技术出版社,2019.

[31] 朱凯莉,黄燕萍.儿童过敏性紫癜复发危险因素的研究进展[J].中国妇幼健康研究,2021,32(12):1882-1885.

[32] 曾月,吴玉斌.儿童系统性红斑狼疮治疗进展[J].中华实用儿科临床杂志,2021,36(10):797-800.

[33] 卢美萍.幼年特发性关节炎诊治进展[J].浙江医学,2021,43(18):1935-1940.

[34] 郑悦,王秀丽,侯玲,等.儿童肾病综合征和特应性疾病[J].中国小儿急救医学,2020,27(1):59-63.

[35] 周纬.儿童系统性红斑狼疮的诊断与治疗[J].临床儿科杂志,2022,40(10):721-725.